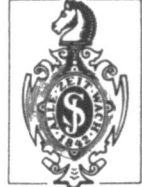

Gisela Eberlein

Gesundheitsvorsorge in der ärztlichen Praxis

Autogenes Training
und ergänzende Aktivitäten

Springer-Verlag
Berlin Heidelberg New York
London Paris Tokyo

Dr. Gisela Eberlein
Driescher Hecke 19
D-5090 Leverkusen-Schlebuch

ISBN-13: 978-3-540-16882-9   e-ISBN-13: 978-3-642-71434-4
DOI: 10.1007/ 978-3-642-71434-4

CIP-Kurztitelaufnahme der Deutschen Bibliothek. Eberlein, Gisela: Gesundheitsvorsorge in der ärztlichen Praxis: autogenes Training u. erg. Aktivitäten / Gisela Eberlein. – Berlin; Heidelberg; New York; London; Paris; Tokyo: Springer, 1986.

Das Werk ist urheberrechtlich geschützt. Die dadurch begründeten Rechte, insbesondere die der Übersetzung, des Nachdrucks, der Entnahme von Abbildungen, der Funksendung, der Wiedergabe auf photomechanischem oder ähnlichem Wege und der Speicherung in Datenverarbeitungsanlagen bleiben, auch bei nur auszugsweiser Verwertung, vorbehalten. Die Vergütungsansprüche des § 54, Abs. 2 UrhG werden durch die „Verwertungsgesellschaft Wort", München, wahrgenommen.

© Springer-Verlag Berlin Heidelberg 1986

Die Wiedergabe von Gebrauchsnamen, Handelsnamen, Warenbezeichnungen usw. in diesem Werk berechtigt auch ohne besondere Kennzeichnung nicht zu der Annahme, daß solche Namen im Sinne der Warenzeichen-und Markenschutz-Gesetzgebung als frei zu betrachten wären und daher von jedermann benutzt werden dürften.

Produkthaftung: Für Angaben über Dosierungsanweisungen und Applikationsformen kann vom Verlag keine Gewähr übernommen werden. Derartige Angaben müssen vom jeweiligen Anwender im Einzelfall anhand anderer Literaturstellen auf ihre Richtigkeit überprüft werden.

2119/3140-5 4 3 2 1 0

Vorwort

Wenn man die Gesundheitsvorsorge in der ärztlichen Praxis vorstellen möchte, kommt man am autogenen Training und den Randaktivitäten, die zur Gesundheitsvorsorge führen, nicht vorbei. Im Gegenteil — die seelisch-körperliche Gesundheit scheint eingebettet in Gespräche und ist abhängig vom Verhältnis der Menschen untereinander. Darüberhinaus hat sie eine Beziehung zu dem möglichen und notwendigen Aufarbeiten von Ereignissen, Problem- und Konfliktsituationen, die in diesem Buch an zahlreichen Fallbeispielen vorgestellt werden — und nicht nur das, sondern auch, wie man diese Situationen bewältigen kann.

Inhaltsverzeichnis

1 Einführung: Fälle aus der Praxis 1

Einführung 1

Gesundheitsvorsorge in der ärztlichen Praxis 4

2 Raumgestaltung für die Arbeit der Gesundheitsvorsorge in der Praxis und Funktion eines solchen Raumes 7

Das Wartezimmer – ein Gesundheitsvorsorgezentrum 9

3 Gespräche – einzeln und in der Gruppe 13

Einführung in die Praxis der Gesundheitsvorsorge 16

Das ärztliche Gespräch 19

Akzentgespräch 20

Begleitendes Gespräch 23

4 Das autogene Training in der ärztlichen Praxis – einzeln und in der Gruppe 25

Autogenes Training 26

Balint-Gruppen 27

Autogenes Training einzeln – in der Gruppe 27

5 Anleitung zum Erlernen des autogenen Trainings in der Gruppe – in der ärztlichen Praxis ... 29

Entspannungshaltung ... 29
Zurücknehmen ... 29
Arbeitsbegriffe für das autogene Training ... 30
Erfolge ... 31
Schlußgespräch ... 32
Beispiel aus der Praxis: Herz-Kreislauf-Störungen ... 36
Erfolge ... 39

6 Ärztliche Untersuchung ... 43

7 Autogenes Training und möglicher Einsatz bei gesundheitlichen Störungen ... 45

Unruhe, Nervosität ... 45
Vegetative Dystonie ... 45
Schlafstörungen ... 48
Streß ... 51
Angst ... 54
Depression ... 62
Depressive Phase ... 63
Larvierte Depression ... 64
Neurosen ... 68

8 Autogenes Training ... 73

Autogenes Training – eine Hilfe zur Konzentrations- und Leistungssteigerung ... 73

Inhaltsverzeichnis

Positiv denken – positiv handeln – positiv leben ... 74

Autogenes Training – ein Kommunikationstraining als Weg zum gegenseitigen Verstehen ... 77

Gedanken zum autogenen Training – Beispiele ... 79

Suche nach dem Selbst ... 83

9 Autogenes Training und Bewegung ... 87

Laufen, Radfahren, Gymnastik ... 87
Wassergymnastik ... 87
Bewegungsgestaltung ... 90
Terrainkur ... 90

10 Ernährungsberatung ... 93

Vollwertkost ... 93

11 Umgang mit Farbe ... 97

12 Musik ... 105

Hören, horchen, lauschen, verstehen und erleben ... 105

13 Spiele – Rollenspiel, Pantomime ... 109

14 Schlußwort ... 111

1 Einführung: Fälle aus der Praxis

Einführung Die Einführung in die Gesundheitsvorsorge stelle ich durch 3 Patienten – Wolfgang, Harald und Erich – in der Praxis vor. Diese Beispiele lassen erkennen, welche Wege in der Prävention, aber auch in der Therapie, eine Rolle spielen können.

Wolfgang sucht nach einem Ausgleich zu seinem Beruf – damit zu seinem Streß. Vom guten „Arbeitsessen", denn er hat viel Geschäftsbesuch, ist er zu füllig geworden. Er hat 8 kg Übergewicht. Unruhig, nervös wirkt er schon beim ersten Kontaktgespräch. Auf die Frage, ob er genügend Bewegung hat, sich vielleicht sportlich betätigt, kann er nur negativ antworten. Sport hat er seit seiner Jugend nicht mehr betrieben.
Er ist Anfang der Vierzig, und es ist höchste Zeit, auf dem Gebiet Bewegung und Sport „etwas" zu tun, zumal Bewegungsausgleich auch die notwendige Entspannung bringt, Hemmungen löst, eine positive Einstellung zum Leben und neue Kräfte bringt.
Nach Besprechung dieses Problems empfehle ich ihm ein dosiertes Lauftraining, das er durch Radfahren ergänzen kann, denn er muß sein Gewicht in Ordnung bringen.
Da er außerdem die Energie hat, sich „vom guten Essen" nicht mehr verführen zu lassen und es lernt Maß zu halten, steht auch von daher der Gewichtsabnahme nichts im Wege.
Bei einer Größe von 176 cm sind 84 kg eben zu viel, da heißt es 8 kg abzutrainieren – dies nach und nach.
Nach einem Vierteljahr sind bereits 4 kg Übergewicht verschwunden. Wolfgang fühlt sich wohler, ist leistungsfähig und bereit für neue Taten. Ohne Bewegungstraining kann er gar nicht mehr sein.
Der Lauf auf der Matte vor dem offenen Fenster am frühen Morgen, der Dauerlauf am Wochenende wie auch das Fahrradfahren gehören bald zu seinem Leben und regulieren auch sein Gewicht. Die klinische Untersuchung mit Laborbefunden ergibt keinen krankhaften Befund, und so kann ich Wolfgang unter Kontrolle „freien Lauf" lassen.
Dieser Patient ist in die Vorsorgepraxis eingebettet, zumal er auch gleich zu Beginn der Behandlung das autogene Training in einer meiner Patientengruppen erlernt, wodurch er dem „psychischen Streß" seines Berufes besser begegnen kann.

1 Einführung: Fälle aus der Praxis

Wolfgang lernt darüber hinaus eine gesunde Vollwertkost kennen. Er und seine Frau besuchen pünktlich und regelmäßig die in Ergänzung zum autogenen Training von Fachreferenten durchgeführte Ernährungsberatung. Er ist daran sehr interessiert und bestrebt, das, was er dort gelernt hat, umzusetzen (Triotraining). Das Lauftraining bekommt ihm ausgezeichnet, zumal er durch die regelmäßigen Bewegungsmaßnahmen auch weniger raucht – ein Erfolg, der nicht vorauszusehen war, aber dankbar akzeptiert wurde.

Die Bedeutung des Lauftrainings zur Vermeidung von Übergewicht wurde längst erkannt. Im Zeitraum zwischen dem 30. und 50. Lebensjahr ist oft eine Gewichtszunahme um 10 kg zu registrieren. Umgerechnet: würde sich eine Gewichtszunahme von 10 kg auf 10 Jahre regelmäßig verteilen, so entspräche das einer Gewichtszunahme von jährlich 1 kg – verteilt auf 365 Tage, ergäbe das einen täglichen Zuwachs von nicht einmal 3 g. Ein solcher Zuwachs wird aber mühelos durch einen langsamen Dauerlauf – täglich 15 min – beseitigt.

Darüber lohnt es sich nachzudenken, und deswegen sollte man mit seinen Patienten klar darüber sprechen. Ich habe Wolfgang bei den Kontrollen sachlich alles vorgerechnet.

Harald, ein älterer Herr, früher Kaufmann in einem großen Konzern, hatte nach seiner Pensionierung Herzschmerzen im Sinne einer „Angina pectoris".
Er konnte seine Pensionierung nicht verkraften und hatte Sehnsucht nach seinem „verlorenen Schreibtisch".
Außerdem war sein Blutdruck mit 190/100 mmHg erheblich erhöht – zudem hatte er ein paar Pfunde zuviel. Bei einer Größe von 174 cm wog er nahezu 80 kg – ca. 5 kg zuviel.
Er wurde entsprechend behandelt, und es gelang ihm, das Übergewicht durch richtiges, gesundes Essen und ausgleichende Bewegung in den Griff zu bekommen, und damit auch den Abbau von Streß.
Außerdem kaufte er sich ein Fahrrad – ein entsprechendes Bewegungstraining war ihm verordnet.
Er fing ganz bescheiden an zu trainieren. Zunächst fuhr er 10 min täglich Rad und steigerte allmählich seinen Trainingsumfang auf eine Radfahrzeit von 1/2-1 h pro Tag, was ihm ausgezeichnet bekam und in jeder Hinsicht gut tat.

Einführung 3

Die „Angina pectoris", damit die stenokardischen Beschwerden – „die Schmerzen in der Brust" – ließen nach.
Gleichzeitig erstrampelte er sich „Lebensfreude". Die leicht depressive Phase konnte er überwinden. Der Eustreß ließ ihn positiv aktiv sein. In Verbindung mit seiner früheren beruflichen Tätigkeit erhielt er einen Beratervertrag bei seiner Gesellschaft, was ihm Auftrieb gab. Er sagte wieder „JA" zum Leben und freute sich auf jeden Tag, der ihm den „Eustreß" – den guten Streß, also die Aktivität brachte.
Bei diesem Beispiel wird besonders deutlich, was eine positive Lebenseinstellung für die körperlich-seelische Gesundheit bedeutet.

Erich hatte den Boden unter den Füßen verloren. Er war nicht er selbst. Das kam schon beim Einführungsgespräch zum Ausdruck.
Er konnte sich nirgendwo einordnen, sich nirgendwo finden, er fühlte sich nicht wohl.
Er hatte Angst vor allem Neuen, was ihm begegnete, hatte Angst im Beruf, vor allem Angst, sich zu entscheiden, Angst auch, sich darzustellen.
Und diese Angst ließ ihn nicht los, sie umklammerte ihn und nahm ihm die Freiheit – er war nur von Angst erfüllt und war nicht mehr er selbst.
Die Angst konnte er z. T. mit Malen und Zeichnen in der Stille bewältigen. Er atmete auf und bekam das Geschenk der Ideen aus seinem Innern.
Er „malte sich frei" –, und das führte zu einer positiven Ausstrahlung. Er erlebte das Schwingen der Farben und damit den „Traum der Wirklichkeit", der ihn in die Phantasie führte.
Sonnenhaft war das Bild, in dem sich Blau und Gelb zu einem kräftigen Grün fanden, das Ideen weckte außerhalb des Alltags.
Aus der Fülle des Lichtes wurde der positive Weg aufgezeigt – ein Weg in der Wahrheit zum eigenen Selbst.
Erich hatte „seine Medizin" gefunden – dieses kreative Schaffen im Farbbereich, das ihm Erfüllung brachte – Erfüllung in der Stille und in der Tiefe – eine Ergänzung zum autogenen Training.
Ihm brachte der Umgang mit Farben Entspannung und Lösung, und er war dankbar dafür.

Wer Gesundheitsvorsorge – wozu Beratungen mit praktischen Demonstrationen gehören – in seiner Praxis durchführen möchte, braucht mehr Platz, der oft durch das zusätzliche „zweite Wartezimmer" dargestellt werden kann.
Diese Räume – hell und licht – in denen Gesprächsberatung, Gruppentherapie, autogenes Training wie auch an-

dere Aktivitäten stattfinden können, werden gern genutzt.
Worauf ich Wert lege, ist die Vorplanung für eine Arbeit, die später zur Selbstverständlichkeit wird, und so habe ich bestimmte Vorstellungen von einem Wartezimmer. Denn in dieser Arbeit werden Aktivitäten angesprochen, die eine Beratungsarbeit erforderlich machen. Gespräche einzeln und in der Gruppe, gefolgt von der ärztlichen Untersuchung, sind bei Unruhezuständen, Nervosität, der vegetativen Dystonie, bei Streß und Schlafstörungen (Einschlaf- und Durchschlafstörungen) erforderlich.
Wenn man weiß, daß nichtbewältigte Probleme und Konfliktsituationen depressive Phasen erzeugen, und damit Angstzustände, Neurosen und Stimmungsbeeinträchtigungen auslösen, so ist die Forderung „positiv zu denken" und „positiv zu handeln" verständlich, denn Konzentrations- und Leistungssteigerung werden nur durch Bewältigung der Lebenssituation erreicht. Dazu gehören die Angstbewältigung wie die Beseitigung der Psycholabilität bei Antriebsstörungen, vor allem die Suche nach dem Selbst, von der immer mehr die Rede ist.

Gesundheitsvorsorge in der ärztlichen Praxis Die Zeit, in der jeder Arzt Gesundheitsvorsorge in seiner Praxis einsetzen wird, ist nicht mehr fern. Dabei handelt es sich nicht nur um die Gesundheitsvorsorge schlechthin, also nicht nur um die Möglichkeiten, die Gesundheit zu erhalten, sondern genauso um die Tatsache, dem Menschen zu helfen, daß er wieder tragfähig und belastbar für gesundheitliche Störungen ist, folglich also auch für Krankheiten, mit denen er leben muß.
Schon bei der Einrichtung einer Praxis muß man an die Aufgabenstellung der Gesundheitsvorsorge denken, um individuell Behandlungen aus dieser Sicht einzuleiten und durchführen zu können.
Eine kleine Sitz- und Gesprächsecke zu haben, ist praktisch, wenn man dafür nicht einen besonderen Raum einrichten kann.

In einer kleinen Gruppe erlernen die Teilnehmer z. B. das autogene Training leichter - zunächst die Einstellung auf Ruhe, Schwere und Wärme - die ersten Übungen im autogenen Training.
Inwieweit ein Bewegungstraining praktisch einbezogen werden kann, richtet sich nach der Übungsgruppe, der Vorstellung des Arztes und gegebenenfalls der im sportmedizinischen Bereich mitarbeitenden Person, wie auch nach den Räumlichkeiten.
Immer mehr Menschen sind zwar noch nicht krank, aber auch nicht mehr gesund. Sie leiden - bedingt durch unsere Art zu leben - durch die Perfektion der Technik unserer Zeit unter gesundheitlichen Störungen, körperlich und seelisch - meist vegetativer Art -, die in die Krankheit führen. Man sollte nicht vergessen, daß Frau X, die zu ihrem Doktor kommt und über Kopfschmerzen klagt, eine Tablette von nebenan aus der Apotheke erwartet. Sie denkt nicht daran, diese Kopfschmerzen zu ertragen, ihre Ursachen herauszufinden, um damit fertig zu werden und dagegen anzugehen.
Die Verhaltensweisen der Patienten müssen sich ändern, und dabei müssen wir Ärzte ihnen helfen.
Schwierigkeiten, Probleme, Konfliktsituationen sollten erkannt und bewältigt werden. Das aber ist im Sinne der Zweitprävention möglich. Infolge unbewältigten Lebens treten Organreaktionen aller Art auf, die sich verschieden äußern. So, wie wir sie in der Praxis hören, gebe ich sie hier wieder:

Der eine klagt über Herzschmerzen:
„Mein Herz tut so weh", - besonders, wenn ich mich aufrege, „manchmal bekomme ich keine Luft mehr" -
der nächste klagt über Magen-Darm-Reaktionen, die er früher nie hatte -
ein anderer sagt: „Ich kann nicht mehr, ich habe immer irgendwelche Schmerzen"
oder der andere Patient ist nervös und unruhig, er kann nicht mehr schlafen.

Das sind - herausgegriffen aus der Vielzahl der Beschwerden - Klagen, mit denen der Patient sich dem

Arzt vorstellt, die aber bei der Untersuchung of keinen pathologischen Befund ergeben.

Alle Patienten leiden unter einer „gespannten Erschöpfung", die sich individuell verschieden äußert. Die Menschen leben, bedingt durch die hektische Lebensform, von einer natürlichen Ordnung und einem biologischen Rhythmus weit entfernt. Nichtbewältigtes Leben mit Konflikten und Problemen ist oft die Ursache von Organstörungen. Der Mensch muß lernen diese zu erkennen, abzubauen – mehr noch, sie zu bewältigen und möglichst zu verhüten. Der Mensch lernt also, bewußt zu leben. Die Ursachen der Störungen sollten erkannt und Schwierigkeiten ausgeräumt werden. Dies geschieht Schritt für Schritt in einer Vorsorgepraxis durch Gesprächsberatung, ergänzt durch autogenes Training sowie durch Randaktivitäten – Bewegungsgestaltung in vielen Formen – Laufen, Gehen, Entspannungsübungen – vorbeugende Herz-Kreislauf- und Wirbelsäulengymnastik, Spaziergänge, Wanderungen – sowie durch richtige Ernährung bei gemeinsamen Mahlzeiten. Auch Musikerleben, Malen und Zeichnen, Gesundheitsberatung auf verschiedenen Ebenen spielen eine Rolle – das heißt also, leben zu lernen!

2 Raumgestaltung für die Arbeit der Gesundheitsvorsorge in der Praxis und Funktion eines solchen Raumes

Das Wartezimmer sollte hell, gut belüftet und geheizt sein.
Für die Tapete oder den Anstrich sollte man einen beruhigenden, freundlichen Farbton wählen, z. B. Lindgrün.
Bequeme Stühle oder Sitzbänke – pflegeleicht – sind anzuraten, nicht aber „gute Stücke", die in der Wohnung des Arztes keinen Platz mehr fanden.
Die künstliche Beleuchtung muß ausreichend sein, so daß man auch abends lesen kann – warme „Lichttönung", kein kaltes Licht, wie es manche Leuchtstoffröhren ausstrahlen, ist notwendig.
Ein Wartezimmer ist kein Warteraum, wie man ihn z. B. auf Flughäfen findet.
Er sollte keine unnötigen Einrichtungen haben, die die Bewegungsfreiheit einengen. Aber z. B. ein Aquarium, das von vielen kleinen Patienten als Attraktion empfunden wird und Ablenkung von ihren Ängsten bringt, ist sinnvoll. Dies kann in einem Wanddurchbruch (bereits beim Neubau eines Hauses vorzusehen) Platz finden, wobei der größte Teil mit allem technischen Drum und Dran im Wartezimmer nicht sichtbar ist.
Für die Mäntel ist die Ablage in einer Nische, noch besser an einer Stelle vor dem Wartezimmer, z. B. im Flur, vorzusehen.
Empfehlenswert für die Wandschmückung sind ein oder mehrere Wechselrahmen, bei denen aber die Einlagen immer wieder einmal ausgewechselt werden müssen.
Nicht zuviel an die Wände hängen!
Als Auslage auf dem Tisch bieten sich ein oder zwei Kunstzeitschriften, populäre naturwissenschaftliche Schriften, auch Informationen über Gesundheitsvorsorge sowie eine Tageszeitung an. Die Auswahl dieser

Auslagen wie auch der Bilder sollten für den Arzt zwar eine verantwortliche Aufgabe, aber auch eine Freude sein. Man sollte aber darauf achten, daß sich nicht versehentlich medizinische Fachliteratur in das Wartezimmer verirrt.

Krankheitsbilder, für den Arzt eine sachliche Angelegenheit, können Patienten schaudern und Krankheitsschilderungen möglicherweise einige Patienten, die auf solche Literatur versessen sind, zu eingebildeten Kranken machen.

Noch eine wichtige Auslage: Einige Märchenbücher auf den Tisch in größerem Format mit bunten, modernen, nicht gerade supermodernen, Illustrationen! Ich habe mit Schmunzeln festgestellt, daß nicht nur meine jüngeren Patienten diese Auslagen gern annehmen.

Eine blühende Pflanze, ein Blumenstrauß (alles keine Kostbarkeiten) gehören ebenso in das Wartezimmer. Auch hier ist die Abwechslung gerade für Patienten, die längere Zeit den Arzt aufsuchen, etwas Positives, während z. B. dauernd Grünpflanzen kaum noch Beachtung finden.

Alles in allem: Ein Wartezimmer ist kein Warte-("Abstell-")Raum!

Das Wartezimmer kann schon ein „Gesundheitszentrum" sein. Äußerlich einfach, aber schön, sollte es beruhigend wirken, Geborgenheit und Nestwärme vermitteln und damit ein Raum zum Ausruhen, zur Besinnung und Sammlung sowie zur Erholung sein. Schon im Wartezimmer soll die *Gesundheitsbildung* angesprochen werden, die durch Bilder, ergänzendes Anschauungsmaterial, Bücher, Zeitschriften, gegebenenfalls durch Kassetten zum Ausdruck kommt und unterstützt wird.

Auch für Kinder sollte man - wie schon erwähnt - sorgen durch Märchen, anschauliche Bücher und dergleichen mehr - Empfehlungen für Gehen, Laufen, Spielen erreichen ganz bestimmt die Familie.

Das Wartezimmer ist ein Raum für die Vorinformation in der Gesundheitsvorsorge. Hier hat der Arzt auch die Möglichkeit, mehrere Patienten zugleich anzusprechen und kann auf diese Weise Alltagshilfen vermitteln.

So zum Beispiel: Wie verhält man sich in der Grippezeit? (angefangen von der Grippeprophylaxe, der Grippeimpfung, über Steigerung der Abwehrkräfte durch richtige Ernährung im Sinne der Vollwertkost).
Kurze, knappe Gesundheitstips sind angebracht. Sie müssen überzeugen, und der begeisterte Gesundheitshelfer, gleich, ob es der Arzt selbst oder ein Assistent ist, kann das bewerkstelligen.
Der Patient erfährt etwas über die „Kneipp-Therapie" d. h. über Wasseranwendungen zu Hause, Duschen, Ganz- und Teilbäder, über Packungen und Umschläge, über Möglichkeiten und Nutzen des Teetrinkens. Er hört und sieht, wie und wann man feucht-heiße Kompressen anwenden kann – kurz, von all dem, was für gesundheitsfördernde und gesunderhaltende Maßnahmen im Alltag in Frage kommt.
Die Patienten lernen sich im Wartezimmer kennen; sie sprechen miteinander und haben oft dort ihre erste Gelegenheit, sich mitzuteilen. Wenn auch keine Kernprobleme besprochen werden, so wird doch der seelische Druck hier schon etwas leichter, durch die Form der Unterhaltung, die jeden persönlich anspricht und angeht, nicht zuletzt deshalb, weil alles aus dem Leben kommt, wirklich und wahr ist.

Das Wartezimmer – ein Gesundheitsvorsorgezentrum

Auf diese Weise beginnt die Behandlung eines Patienten schon im Wartezimmer. Ich habe mir daher oft Gedanken gemacht, welche Zeitschriften, Bücher, Bilder ihn ansprechen sollten:
Kunstblätter, Märchenbücher für Erwachsene und Kinder sowie Berichte über Gesundheitsbildung, Wissenswertes aus dem Bereich der Ernährung, Bewegung und Entspannung. Über alles, was den Patienten verordnet wird, finden sie Informationen vor, die die Bedeutung praktischer Gesundheitsvorsorge unterstreichen – auch über das, was ich ihnen zu sagen habe.
Aus der Sicht der Gesundheitsvorsorge sollte das Wartezimmer daher ein wohnlicher, aber einfacher, geschmackvoll eingerichteter Raum sein und Atmosphäre haben – Mobiliar, Farben, Bilder sprechen den Men-

schen an und vermitteln ihm das Gefühl der Geborgenheit.

Im Wartezimmer kommen die ersten Kontakte zustande. Die Menschen haben die Möglichkeit, miteinander zu sprechen. Das ist eine gute Voraussetzung für eine Entspannung. Daher achte ich bei der Bestellung der Patienten darauf, daß „das Wartezimmer harmonisch ist". Neue, ängstliche, schüchterne Patienten werden von den anderen aufgefangen, informiert und damit auf die Behandlung vorbereitet.

Ich bitte damit meine „alten" Patienten um Mithilfe, um Unterstützung im Wartezimmer. Es kommen Gespräche auf über das Leben im Alltag, über Ereignisse in der Familie, über gesundheitliche Störungen, über Ernährungsfragen, über Kindererziehung, über schulische Probleme und dergleichen mehr.

Ich habe in mehr als 20 Jahren Praxis die wohltuende Wirkung solcher Vorgespräche erlebt.

Hier läßt sich die Gesundheitserziehung in einfacher, schöner Form vermitteln.

Oft gehe ich zwischendurch ins Wartezimmer, begrüße die Patienten dort persönlich, setze mich manchmal schon da einen Augenblick zu ihnen. Dabei kommt meist ein allgemein interessierendes Gespräch auf. In wenigen Minuten haben wir alle eine frohe Stimmung. Im Winter wird ein Tee, im Sommer ein Saft oder Wasser zur Erfrischung gereicht.

Schon im Wartezimmer stimme ich manchmal die Patienten mit Musik ein, je nach den Wünschen der Anwesenden mit klassischer oder moderner Musik.

Es kommt oft vor, daß ich noch im Wartezimmer mit einer kleinen Gruppe „Gymnastik nach Noten" mache – oft nur wenige Minuten –, aber das macht Spaß. Und natürliche Fröhlichkeit ist die Grundlage aller Harmonie.

Oder ich gehe mit der Gruppe hinaus, mache Atem- und Entspannungsübungen. Damit führe ich die Patienten zur Eigenaktivität.

Diese Wartezimmeratmosphäre hellt die Stimmung auf, macht Freude.

Ein „fröhliches Wartezimmer" ist eine gute Voraussetzung zum Gesundbleiben und Gesundwerden. Das ist auch für Kinder besonders wichtig. Ein Arzt für Allgemeinmedizin begegnet immer wieder schulmüden Kindern, die von ihren Eltern in die Praxis gebracht werden. Diese Kinder sind oft nervös, aggressiv, kontaktarm. Sie kommen häufig wegen Konzentrations- und Leistungsschwäche in der Schule. Sie haben Angst vor Klassenarbeiten, vor geforderten Leistungen und oft auch vor Menschen, vor Lehrern. Mein Lehrling – ein junges Mädchen – macht daher als Ouvertüre vor der ersten Behandlung mit den Kindern im Garten oder in der Vorhalle Spiele. So wird auch die Zeitspanne für das Elterngespräch überbrückt. In dieser Zeit kann ich mich den Eltern zuwenden und Näheres über die kleinen Patienten erfahren.

3 Gespräche – einzeln und in der Gruppe

Die Kinder kommen angespannt in die Praxis, um dann Ruhe und Erholung zu erfahren – Eltern und Pädagogen begrüßen diese „Vor-Therapie".
Nach dem „Wartezimmer" folgt dann funktionell als erste Behandlung das Gespräch.
Das Gespräch ist bei jedem Menschen, der einen Arzt aufsucht, der erste Schritt zur Vertrauensbildung. Der Arzt steht nicht wie ein Gott in Weiß, fast unfehlbar, vor ihm; der Arzt ist ein Mensch wie er auch.
Das Gespräch ist nicht einseitig, sondern der Patient erfährt auch etwas aus dem Leben des Arztes – ganz natürlich und selbstverständlich –, das aus psychotherapeutischer Sicht gewählt und wirksam wird. Das festigt die Brücke des Vertrauens.
Für mich ist das die richtig verstandene „Praxis-Freundschaft", die besser, nachhaltiger, positiver wirkt als manches Medikament. Hier ist der Arzt ein Medikament. Verfügt er dabei noch über eine Suggestivkraft, so ist sein Einfluß nachhaltig und oft entscheidend für die Krankengeschichte seines Patienten.
Daraus ist ersichtlich, daß das Gespräch von innen her angelegt ist und mehr beinhaltet als die üblichen Fragen: „Wie geht es? – Was spüren Sie? – Geht es besser? – Was macht der Magen? Können Sie jetzt besser schlafen?"
An das Vorgespräch im Wartezimmer schließt sich das Gespräch in der Praxis an. Dieses Gespräch ist als Beratung schon eine Therapie. Wesentlich ist die Gestaltung eines Gesprächs: die Gesprächsführung.
Die erste Aufgabe ist es, zuzuhören – dazu gehört Zeit. Und diese Zeit nehme ich mir, denn das erste Gespräch ist meist entscheidend für die Bildung des notwendigen Vertrauensverhältnisses, für das Miteinanderleben, bei

dem ich als Arzt die Führung habe. Jeder Patient erwartet, daß ich mich ihm zuwende.
Vom ersten Gespräch hängt der Gang der Behandlung ab.
Ich muß die Situation des Patienten erkennen – daher konzentriere ich mich auf ihn. Ich lasse mich während des Gesprächs nicht stören – die Zeitdauer kann kurz, auch länger sein, in der Regel 10–20 min. Länger als 20 min brauche ich selten – nur bei besonders gelagerten Fällen.
Ich konzentriere mich auf den betreffenden Menschen, tue dann nichts anderes, lasse mich auch von Telefongesprächen nicht stören, sondern widme mich ganz meinem Gegenüber. Die spürbare Brücke der Verbundenheit gibt Vertrauen und löst die Zunge. Ich erwarte nicht, daß der Patient sofort „alles" auspackt. Erfahrungsgemäß behält er vieles vorerst noch für sich. Manches ist ihm auch selbst nicht klar.
Erst im Verlauf der weiteren Gespräche bekomme ich Einblick in sein Leben, d. h. ich erfasse seine seelische Situation und damit die Ursachen der Beschwerden, der Störungen im seelisch-körperlichen Gleichgewicht.
Sehr viele Erkrankungen sind psychosomatischer Natur. Diese Patienten zu erkennen ist eine wesentliche Aufgabe.
Regeln kann man nicht aufstellen. Daher ist es notwendig, daß sich der Arzt als das zu erkennen gibt, was er ist, als Mensch. Das ist Voraussetzung für den Auf- und Ausbau der zwischenmenschlichen Beziehungen.
Allerdings darf ich als Arzt den Patienten mit meinen persönlichen Schwierigkeiten nie belasten. Ich muß fähig sein, mich konzentriert ab- und umzuschalten in eine innere Ruhe und aus der Ruhe die dynamische Kraft zu gewinnen für den anderen – für den Patienten – da zu sein.
Der Mensch ist nervös, erregt, belastet und kann über seine Belastung nicht „hinwegspringen" – im Gegenteil, sie drückt schwer, und die Reaktion ist oft eine psychosomatische Störung.
Der eine spürt sie am Magen, der andere schläft

schlecht, ein anderer Patient hat dauernd Kopfschmerzen, beim nächsten macht das Herz nicht mehr mit, sein Kreislauf funktioniert nicht mehr. Und wenn sich Frau X oder Y das überlegen, kommen sie zu der Einsicht, daß sie nicht krank oder empfindlich gestört wären, wenn die Belastungen des Tages wegfielen. Da der Alltag sich im Bereich der zwischenmenschlichen Beziehungen so sehr verändert hat, sind die Menschen heute mehr belastet als früher.
„Wenn ich Klarheit habe, nicht belastet bin, dann bin ich jemand." Das sieht jeder ein und räumt innerlich auf, er macht in seinem Innern „Hausputz", entrümpelt, und damit ist er frei von allen Hemmungen und Einengungen. Er lebt wieder positiv und froh, bewältigt seine Aufgaben. Ruhig, gelassen, gelöst, entspannt ist er, zumal dann, wenn er das autogene Training beherrscht, es einsetzt und er außerdem einen Menschen hat, dem er alles sagen kann, der ihm zuhört – das ist ganz wesentlich.
Für die Entwicklung der Freiheit, des Seins, ist es lebenswichtig, ein „sauberes Haus" zu haben. Nur so kann man unbeschwert und froh leben, das ist inzwischen den meisten Menschen klar geworden. Daher ist die Aufforderung zum „Entrümpeln" die erste Aufgabe in der verinnerlichten Ruhe des autogenen Trainings.
Diese Vorinformationen sind die Basis für das notwendige Gespräch Arzt/Patient – aus psychischer und physischer Sicht.
Dabei unterscheide ich das Akzentgespräch (Informationsgespräch), bei dem der Patient sagt, warum er kommt, folgende begleitende Gespräche und das Schlußgespräch. Der Patient berichtet von seinen Störungen und Beschwerden, und er erfährt, daß er auf vielen Gebieten die Möglichkeit hat, eine Selbsthilfe zu entwickeln – was ihm unbekannt war.
Damit entlastet er seinen „seelischen Rucksack", wobei er Ursachen seiner Störungen erkennen und mit dem Arzt zusammen angehen kann. Hier spricht er sich oft zum ersten Mal aus.

3 Gespräche – einzeln und in der Gruppe

Einführung in die Praxis der Gesundheitsvorsorge

Die Einführung in die Praxis der Gesundheitsvorsorge ist das Gespräch.
Der Patient „packt aus" – er kann sich aussprechen. Dies ist die wichtigste Voraussetzung für alle folgenden Maßnahmen, denn anschließend geht es auch darum, die Begeisterung zu aktivem Tun zu wecken, gegebenenfalls darauf einzuwirken, daß der Patient Fehler in seiner Lebensform erkennt, diese beseitigt und sich selbst ändert. Alles, was damit dem Patienten angeboten wird, soll Freude machen, gleich, ob es sich um autogenes Training, Musikhören, Malen und Zeichnen oder um Bewegung in vielen Formen – auch um Sport – handelt. Das überzeugende „JA" dazu ist wichtig, und was in der Praxis nicht herauskommt, ist sicher gesprächsweise während einer Wanderung zu erfassen, die ich 10 Jahre lang regelmäßig samstagvormittags durchgeführt habe.
Hier spricht der Arzt mit dem Patienten oder auch dem „Noch-nicht"-Patienten (Beinahe-Patienten) über Lebensform, Probleme und Konflikte, über Streß und seine Auswirkungen, über Angst, depressive Verstimmungen und Schlafstörungen, vor allem über die Ursachen, die ihn stören und krank machen.
Es bedarf der Hingabe des Arztes, sich für den Patienten – für den Menschen – zu interessieren und nicht nur aus Berufspflicht zuzuhören. Nur so lassen sich die inneren Kräfte erfassen und gestalten.
Immer wieder klingt während der ganzen Behandlung das Gespräch an, es wird ständig fortgesetzt und wächst sich zu dem die Behandlung begleitenden Gespräch aus.

Ich sehe *Yvonne* – sie hat ein zweites Gesicht, eine Maske. Sie leidet unter einer Hautreaktion, die ihr Gesicht beeinträchtigt, das sie mit Hilfe von Kosmetika hinter einer Maske verbirgt.
Die Folge ist eine depressive Verstimmung. Sie befindet sich zwar in einer kosmetischen Behandlung, deckt mit einer Tönungscreme ihre Flecken ab, aber „ich bin nie ich selbst", klagt sie und möchte gern frei von diesem Druck sein. – Sie leidet, und der Mensch möchte heute nicht mehr leiden, nichts ertragen. Wozu gibt es Ärzte, die Tabletten verschreiben können? Daß er selbst etwas tun muß, daß er dazu beitragen kann, sein Leben zu ändern, somit Beschwerden zu ertragen und u. U. abzustellen, geht ihm nicht auf. Kaum zuvor ist der Patient von der Meinung und Beurteilung eines

anderen Menschen so abhängig gewesen wie heute. Ich gehe diesen Gedanken nach und entdecke, daß Yvonne nach außen nur „getarnt" glücklich verheiratet „erscheint". In Wirklichkeit wollte sie aber ein ganz anderes Leben führen. Sie hat den Mann ihrer Liebe nicht geheiratet und sieht in ihrem Ehepartner nur einen guten Freund.
Alles zusammen ist bedrückend, und im Innern entstand ein Komplexberg, den sie allein nicht abbauen konnte. Die Reifung ihrer Persönlichkeit, die Entfaltung ihres Selbst wurden gehemmt. Alles das kommt nach und nach im Gespräch heraus und damit auch die Ursache ihrer depressiven Verstimmung. Die in der Praxis angebotenen Randaktivitäten geben ihr eine Möglichkeit, zu lernen, wie sie ihr Schicksal bewältigen kann, und fast unmerklich für sie beginnt die Lösung.
Sie sieht die Zusammenhänge in ihrer Lebensgeschichte, erkennt die Ursache ihrer Fehlhaltung und bemüht sich, ihre Aufgaben zu erfüllen. Sie möchte ein neuer Mensch werden, auch ihrem Ehemann eine gute Frau sein.
Dies ist ein langwieriger Prozeß, der seine Zeit braucht. Komplexe lassen sich nicht einfach wegwischen, sie müssen aufgearbeitet werden. Langsam schwinden die Magenschmerzen, der Kopf wird leichter, klarer.
Yvonne nahm am autogenen Training teil, das für sie zu einer entscheidenden Hilfe wurde. Sie kam damit zur Entspannung, zur Ruhe und fand - das war entscheidend - den Mut zu sich selbst. Mit der Zeit war sie fähig, abends auch einmal ohne Schminke und Aufbereitung zu leben, und was sie selbst kaum geglaubt hatte, die Haut heilte mit der Zeit ab. Ihr Mann liebte sie und war sehr rücksichtsvoll. Und sie konnte sich ihm zuwenden. Die Hautveränderung im Gesicht war eine Reaktion auf das psychisch unbewältigte Leben, auf ständige Angst gewesen. Das Problem als solches war geblieben, aber sie konnte es mit dem autogenen Training besser bewältigen und war glücklich darüber.
Wo aber bleibt diese Patientin in einer fordernden, rasch ablaufenden Praxis unserer Tage? Zeit für die Patienten zu haben ist das kostbarste Geschenk, das wir ihnen geben können. Und dieser Einsatz lohnt sich immer.

Ich habe versucht, mit solchen Fällen das psychosomatische Geschehen im Zusammenhang mit der Lebensform aufzuzeigen, das der praktisch tätige Arzt in seiner Praxis fast täglich erlebt.
Für einen Arzt, der sich in der Psychotherapie auskennt, ist das autogene Training ein Therapiefaktor, den er im Rahmen der kleinen Psychotherapie einsetzen kann, unmittelbar und direkt, somit ist es das Mittel der Wahl.

Nicht alle diese Patienten gehören sofort zum Psychiater. Sie als Arzt in der Praxis richtig anzusprechen und zu führen, wenn nötig auch einen Psychologen oder Psychiater hinzuziehen – jemanden, der sich in speziellen Fällen besonders auskennt und sich noch mehr Zeit nehmen kann – ist zu empfehlen.

Da in meiner Praxis nahezu 70% aller Krankheiten psycho-somatischen Ursprungs sind, gilt es Mittel und Wege zu finden, die Ursachen dieser Krankheiten zu erkennen und sie zu verhüten – das aber ist *Gesundheitsvorsorge*.

Der Gesunde braucht ebenfalls zur Gesunderhaltung ein Wissen, das er praktisch in seinem Alltag umsetzen kann – praktische Gesundheitsvorsorge aus der Sicht der Risikofaktoren sind u. a. Aktivitäten, mit denen ihnen begegnet werden kann.

Alles das muß nicht „tierisch ernst" sein, Spaß muß es machen, und einsehen sollte es jeder.

Jeder kann seine Form der Gesundheitsvorsorge finden, zu der er innerlich voll „JA" sagt.

Einem Menschen, der zu dick ist, gelingt es z. B. endlich, die Selbsthilfe zu entwickeln, damit „gesund" abzunehmen und wieder „fit" zu werden. Dazu braucht er jemanden, der ihn führt, der ihn aufklärt. Wer kann das besser als der Hausarzt?

Ein nervöser Mensch, dessen EKG keine krankhafte Veränderung zeigt, der aber Angst vor dem Herzinfarkt hat, lernt durch seinen Arzt eine gezielte Prophylaxe zu entwickeln, z. B. weiß er, wie richtig es ist, die Risikofaktoren zu erkennen, also nicht mehr zu rauchen und zur Entspannung das autogene Training einzusetzen. Darüber hinaus lernt er es, sein Herz zu beeinflussen, auch ein entsprechendes Bewegungstraining durchzuführen. Er ist darüber hinaus fähig, eine für ihn geeignete Bewegungsform zu finden und sich richtig zu ernähren – ein Vorsorgeprogramm, das aus ganzheitlicher Sicht entwickelt wird.

Um dies erfüllen zu können, geht dem Einsatz der Aktivitäten eine gründliche Information über mögliche Erfolge voraus, die ich immer an den Anfang der Therapie stelle.

Krankmachende Ursachen (Risikofaktoren) muß man individuell erkennen, dem Patienten die Risiken erklären und versuchen, ihn zu einer Einsicht, folgend gar zur Umstellung und gegebenenfalls Änderung seiner Lebensweise zu führen.

Im Verlauf der begleitenden Gesprächspsychotherapie muß die Diagnose in Verbindung mit den durchgeführten Untersuchungen erstellt werden.

Viele Patienten, die im Wartezimmer sitzen, fühlen sich krank und klagen über gesundheitliche Störungen, die oft ernährungsabhängig zu sehen sind und zunächst nicht durch Befunde zu belegen sind.

Oft sind die Beschwerden auch durch nichtverarbeitete Probleme und Konflikte ursächlich bedingt, zu denen man als Arzt einen Zugang finden muß.

Es gehört viel Erfahrung – auch Wissen im Bereich der Psychotherapie – dazu, zumal dann, wenn eine volle Kassenpraxis dem Arzt wenig Zeit läßt, jeden Patienten wunschgemäß anzuhören. Doch halte ich die Konfrontation des Patienten mit dem Arzt für wesentlich. Der Patient kann alles sagen, was für die Erstellung der Diagnose von Bedeutung ist. Der Arzt muß hier auch Psychologe sein, therapeutisch arbeiten können oder gegebenenfalls einen Psychologen hinzuziehen. Es wäre zu wünschen, daß dem Medizinstudenten – noch mehr als bisher – die notwendigen psychologischen Kenntnisse für die Allgemeinpraxis vermittelt würden.

Das ärztliche Gespräch Je mehr das Wissen um die psychosomatischen Krankheiten in den Vordergrund gerückt ist, um so mehr müssen wir uns Gedanken machen, in welcher Form wir den so gestörten Menschen helfen können.

Eine medizinische Behandlung allein reicht keinesfalls aus. Vielmehr muß als Kernstück der ärztlichen Behandlung das Gespräch – das einführende oder Akzentgespräch, das begleitende Gespräch oder das Schlußgespräch – angesehen werden, ergänzt durch das autogene Training sowie durch viele Formen von Randaktivitäten aus ganzheitlicher Sicht, gezielt für das Leben des einzelnen.

3 Gespräche – einzeln und in der Gruppe

Das Gespräch sollte zur Festigung des Vertrauens zwischen Arzt und Patient führen. Es ermöglicht die Erkennung der Ursachen von Beschwerden und Krankheiten sowie ihre Zusammenhänge zu sehen, was oft durch das sog. „Aha-Phänomen" zum Ausdruck kommt. Mittels einer gut fundierten Gesprächsführung lernt der Arzt den Patienten und der Patient den Arzt und sich selbst kennen.

Blickkontakt Der Ablauf bis zur Gesprächsführung kann wie folgt aussehen:
Der Patient kommt aus dem Wartezimmer auf mich zu. Wir haben „Blickkontakt" – dieser ist die erste Begegnung mit dem Patienten.
Schaut der Patient ruhig, klar und offen, oder ist der Blick unstet und voller Angst?
Meistens erfasse ich den Patienten spontan, und sieht er in mir den Arzt, zu dem er Vertrauen haben möchte – sind Arzt und Patient sich sympathisch – ist alles gut.

Haltung und Im Zusammenhang mit dem Blickkontakt nehme ich
Begegnung auch die Haltung des Patienten wahr – ist sie gedrückt, gehemmt oder freimütig?
Wie steht er dem Leben gegenüber? Positiv, negativ?
Auch am Gang, an der Bewegung kann ich manches ablesen. In Verbindung mit Mimik und Gestik erfasse ich die „Körpersprache" über die nonverbale Ausdrucksweise.
Was bisher geschehen ist, ist die „Ouvertüre" zur Behandlung.
Wesentlich für das Arzt-Patienten-Verhältnis ist die Begrüßung. Sie sollte aus der Lebenssituation heraus, aus der Begegnung von Mensch zu Mensch, herzlich ausfallen, zwar mit Distanz, aber doch anders, als wenn man sich auf der Straße oder in der Gesellschaft begegnet.
Der Arzt ist „empfangsbereit".
„Warum kommen Sie zu mir?" – so kann die erste Frage lauten, und dann ist abzuwarten, was der Patient erzählt.

Akzentgespräch Ich lege den größten Wert auf dieses erste Gespräch, welches ich schon früher als *Akzentgespräch* oder *Einführungsgespräch* bezeichnet habe, das u. a. Voraussetzung

für Diagnose und Therapie ist. Wesentlich ist das Zuhörenkönnen. Man muß dem Patienten dabei Zeit lassen, seine Last loszuwerden. Man muß ihn ansehen, ihm während seines Sprechens zuhören, und sich nicht dauernd Notizen machen. Was man begreift, versteht man auch und behält das Gesagte. Zuhören muß man können, ruhig und gut - konzentriert - man muß ganz für den andern da sein. Man kann den Patienten gelegentlich durch gezielte Fragen unterbrechen - wenn möglich durch recht einfache Fragen, die er mit „Ja" oder „Nein" beantworten kann, ihn aber nicht einengen sollen, wobei dies oft zu einem besseren Verständnis führt: „Der Doktor hat mich verstanden."
Dieses Gespräch - psychotherapeutisch angelegt - braucht nicht lang zu sein, aber dieses erste Gespräch ist die Basis für die nachfolgenden Gespräche, und dies ist für jeden Arzt in der Praxis notwendig zu wissen.
Es ist ein Vorurteil, daß ein Gespräch, wenn es keine Therapie direkt ist, ca. eine Stunde dauern muß. Eine halbe Stunde reicht nach meiner Erfahrung meist aus, ist auch für die Praxis vertretbar, sollte aber der individuellen Entscheidung überlassen werden. Das Akzentgespräch kann kurz sein, sich auf die wesentlichen Gesichtspunkte beschränken, zumal dann, wenn man als Arzt die Situation im wesentlichen schon auf den „ersten Blick" erfaßt hat.
Inhalt der Anamnese, die jeweils später fortgesetzt wird, sind die Fragen nach der Kindheit, nach den Eltern, nach dem Verhalten in der Schule, nach dem Aufwachsen, nach Wünschen persönlicher und beruflicher Art, nach allem, was den Menschen formt und für seine Entwicklung wichtig ist.
Auch die Familie interessiert, ebenso die Belastungen, und all das, was für eine Anamnese von Bedeutung ist, sollte man erfahren.
Wichtig ist auch die gegenwärtige Situation: Wie lebt der Mensch? Ist er zu Hause ruhig und zufrieden? Schläft er gut? Hat er eine Bezugsperson, oder ist er einsam? Trauert er um verlorenes Glück? Oft handelt es

sich um verborgene seelische „Restzustände", die sich hemmend als Lebensschwäche auswirken. Und wie steht es mit der Sexualität?

Bei diesem Informationsgespräch muß man viel zwischen den Worten der Menschen erfassen - über das Leben im zwischenmenschlichen Bereich - und viel Fingerspitzengefühl entwickeln.

Werden vom Arzt und vom Patienten die Unterstufe im autogenen Training beherrscht, kann auch die analytisch fundierte Oberstufe eingesetzt werden. Es lassen sich Fragen an das Unbewußte stellen und beantworten - ein therapeutisches Vorgehen, das vielfach zum Erfolg führt.

Man sollte erkennen, ob es sich um einen aggressiven oder kontaktschwachen Menschen handelt, um einen, der es schwer hat, mit sich selbst fertig zu werden oder um einen, der fähig ist, sich aktiv aufzuschließen.

Schließlich sollte man auch etwas über die „Meinung" erfahren, die der Patient von sich selbst hat. Ist sie nur „Ich-bezogen" oder geht sie darüber hinaus?

Die Gespräche, die zu Anfang und während der Behandlung geführt werden, sollten den Arzt befähigen, den Patienten genau kennenzulernen. Das wird in einer fast legeren Form der Unterhaltung weit besser erreicht als beispielsweise mit einem Fragebogen, der als Ergänzung oder als Studie zwar seine Bedeutung hat, aber auch als einengend empfunden wird.

Manchmal hat der Patient bei der ersten Begegnung etwas Wichtiges vergessen zu sagen. Er geht zur Tür, hat schon die Türklinke in der Hand, da fällt ihm noch etwas ein: „Ach, was ich noch sagen wollte..." Dies ist das sog. „Türklinkenphänomen", bei dem meist Wesentliches gesagt wird.

In Ergänzung zum ersten Gespräch - dem Akzentgespräch - bitte ich meine Patienten oft, mir das nächste Mal einen Brief an mich mitzubringen. Vielen fällt es leicht, zu diesem Zeitpunkt etwas aufzuschreiben, und dabei erkennt er selbst oft Ursachen und Zusammenhänge seiner Krankheit. Diesen Brief sehe ich durch und ergänze ihn durch gezielte Fragen.

Das erste Gespräch ist der Weg zur Diagnose und Therapie.
Organische Störungen müssen entsprechend diagnostiziert, abgeklärt und gegebenenfalls behandelt werden.
Diese „Werkstatt-Untersuchung" ist ein Teil der ärztlichen Sprechstunde.
Man sollte einmal darüber nachdenken, daß es „ärztliche Sprechstunde" heißt, daß wir als Ärzte in der Sprechstunde zu sprechen sind und zunächst aufgefordert werden, zuzuhören und in Form einer Gesprächsberatung Hilfe zu leisten, nachdem wir aufmerksam alles aufgenommen haben. Konzentriertes Zuhören ist nötig – selbstverständlich ebenso nötig ist in der Folge die klinische Untersuchung – Herz, Kreislauf, Blutdruckwerte werden kontrolliert. Laborbefunde, Blut- und Urinstatus sowie EKG, Stoffwechselkontrollen und andere Organuntersuchungen, werden vorgenommen. Wenn nötig, runden Röntgenkontrollen das Bild ab.
Bei jedem neuen Besuch und neuen Gespräch, das bei der laufenden Behandlung nur Minuten in Anspruch zu nehmen braucht, festigt sich nun das Vertrauen auf beiden Seiten, bei Patient und Arzt.
Zur „Gesprächspsychotherapie" muß der Patient zu einer besonderen Zeit bestellt werden. Dabei kann er dann seinen „seelischen Rucksack" auspacken und die Sprache seines Körpers vorstellen, die es ermöglicht, ihn leichter zu erfassen und seine Empfindungen und Gedanken besser zu verstehen.

Begleitendes Das *begleitende Gespräch* rundet das Akzentgespräch ab.
Gespräch Es ist gar nicht nötig, jeden Tag und sehr ausführlich dieses Gespräch zu führen, aber mindestens einmal in der Woche eine halbe Stunde über die Probleme des Patienten zu sprechen, ist sicher notwendig und richtig.
Oft steht die Angst im Vordergrund. Sie ist manchmal so groß, daß man hier zur Überleitung in das autogene Training „Brückenmedikamente" benutzen kann, die aber zeitlich begrenzt verabreicht werden sollten.
Eine überaktive Schilddrüse sollte Beruhigung erfahren, wofür sich nach meiner Erfahrung auch heute noch

"Bellergal" sehr gut eignet. Man muß auch an den Jodmangel denken und gegebenenfalls die Verabreichung von Jodsalz verordnen.

Bei den begleitenden Gesprächen sollte der Arzt die Lebensumstände des Patienten kennen, auch sehen, ob er sich nach gesundheitlichen Erkenntnissen richtig verhält: Wie sieht seine familiäre, seine persönliche und berufliche Situation aus? Kennt er den Erfolg der Entspannung? - das autogene Training, das ihm Ruhe und Erholung bringt? Weiß er, wie er seine Freizeit, seinen Urlaub gestalten sollte, wie seine Ernährung aussehen muß?

4 Das autogene Training in der ärztlichen Praxis – einzeln und in der Gruppe

Johannes Heinrich Schultz (1884–1970) – der Berliner Nervenarzt – entwickelte die Methode „der konzentrativen Selbstentspannung" Anfang dieses Jahrhunderts aus der Hypnose.

Mittels Hypnose wird der Mensch in einen schlafähnlichen Zustand versetzt und bekommt einen Auftrag, den er erfüllt. Schultz kam zu der Auffassung, daß ein Mensch selbst fähig sein müßte, sich in einen solchen Zustand zu versetzen, sich selbst einen Auftrag zu geben und ihn zu erfüllen, wobei er unabhängig und frei bleibt. Das aber ist das autogene Training – ein aus sich selbst heraus erzeugtes Üben. Damit kann man sich selbst beeinflussen und über das vegetative Nervensystem die Organe ansprechen – über das vegetative Nervensystem, das lange Zeit als unbeeinflußbar galt und höchstens durch Medikamente zu lenken war.

Dies geschieht hier mit Hilfe des vegetativen oder autonomen Nervensystems, einem Anteil des 10. Gehirnnerven (Vagus) und dem Sympathikus, einem selbständig angelegten Nerven. Beide arbeiten zusammen wie ein Zügelpaar, und zwar in Verbindung mit den Drüsen innerer Sekretion – den Drüsen, die den Sympathikus über das Adrenalin sowie den Vagus über das Acetylcholin beeinflussen.

J. H. Schultz, der Begründer des autogenen Trainings, sagte mir 1970 kurz vor seinem Tod: „Das autogene Training hat seinen Siegeszug angetreten." – Inzwischen sind mehr als 14 Jahre vergangen, und es ist deutlich zu erkennen, daß, sowohl in der Gesundheitsvorsorge wie auch in der Therapie, bei psychosomatischen Störungen und Krankheiten das autogene Training ein besonderer Therapiefaktor ist. Das autogene Training hat sich in der ärztlichen Praxis seinen Platz in der kleinen Psychotherapie erobert und gesichert.

4 Das autogene Training in der ärztlichen Praxis

Hat der Mensch das autogene Training erlernt und weiß diese Methode der konzentrativen Selbstentspannung zu nutzen, so hat er eine Lebenshilfe, die ihn vor Auswirkungen negativer Belastungen bewahrt, mehr noch, ihn für den Einsatz seiner inneren Kräfte bereit macht und ihn dadurch körperlich und seelisch gesund erhält – dies stellt praktisch eine Prophylaxe dar.

Ist die Auswirkung einer Fehlhaltung bereits sichtbar geworden, und haben nichtbewältigte Schwierigkeiten, Probleme und Konflikte vegetative Fehlreaktionen hervorgerufen, so wurden funktionelle Störungen erzeugt, die mit dem autogenen Training erkannt, aufgearbeitet, bewältigt, oft sogar beseitigt werden können.

Welches Organ auch immer betroffen ist, stets ist das Hindenken mit einer positiven Konzentrationskraft auf der Basis des Lernens der Übungen wesentlich.

Die Atmung erfährt gleichmäßig eine Beruhigung durch das Ansprechen der Bronchien, die besser durchblutet, auch entspannt werden.

Atmung ganz ruhig – „ES" atmet mich –, dies bedeutet Hingabe an den Vorgang, der den Menschen ganz erfaßt. Daher ist es verständlich, daß asthmatische Störungen durch das autogene Training beeinflußt werden.

„ES" beruhigt mich – bewirkt den Einsatz jener Kräfte, die zur Heilung beitragen.

Jemand, der unter Fehlreaktionen seines Herzens leidet, einen labilen hohen oder niedrigen Blutdruck und damit Kreislaufstörungen hat, kann durch den verantwortlichen „Eingriff bei sich selbst" in der Herzübung Einfluß gewinnen und damit eine gewisse Stabilität erreichen.

So ist es auch möglich, den „nervösen" Magen zu beeinflussen, damit Magengeschwüre zu verhüten und somit auch Krebsvorsorge zu leisten.

Autogenes Training Im Anschluß an die Gesprächsberatung führe ich das autogene Training durch – als aufdeckendes Verfahren, das eine Vorbereitung für das „analytische Tieftauchphänomen", für die Oberstufe ist.

In der Gruppe oder einzeln ist der Patient meist in der Lage, durch die „tiefgetriebene Versenkung" (Schultz) in der Ruhe die Ursachen seiner Beschwerden zu erkennen – „ES" kommt alles auf ihn zu. In der Ruhe – konzentriert, gelöst, entspannt – findet er seine in ihm angelegte Kraft, dem Leben mit seinen Schwierigkeiten zu begegnen, den „Blumenstrauß" zu empfangen, dadurch aufkommende psychosomatische Beschwerden und ihre Zusammenhänge zu erkennen und Krankheiten zu verhüten.
Natürlich ist es wesentlich, daß der Therapeut, der Arzt, in der Psychotherapie erfahren ist oder gegebenenfalls einen Psychologen zur Hilfe hat.

Balint-Gruppen Es gibt viele Wege, die individuell zu wählen sind. Die in manchen Fällen auftretende Unsicherheit des Arztes selbst, die naturgemäß bei vielen Anforderungen auf psychischem Gebiet aufkommt, kann durch Teilname an Balint-Gruppen im Rahmen der ärztlichen Fortbildung beseitigt werden. In Balint-Gruppen kommen Ärzte zusammen, die sich über ihre zu behandelnden Fälle unterhalten, um mögliche psychotherapeutische Wege zu erkennen und neue Wege zu finden und zu begehen – auch für sie selbst ist das wichtig, also eine „konsiliarische" Beratung.
In unserem Bereich – hier im Hufelandhaus in Leverkusen, einem Haus für Gesundheitsvorsorge und autogenes Training – versuche ich, vom autogenen Training ausgehend, die verschiedensten Hilfen unter dem Thema „Gesund durch eigene Aktivität" anzubieten; wie schon erwähnt das Bewegungstraining in vielerlei Formen – als Gymnastik, Tanz- und Wassergymnastik, als Wanderungen und dergleichen.

Autogenes Training einzeln – in der Gruppe Der Arzt, der das autogene Training beherrscht, faßt i. allg. in einer Gruppe 7-10 seiner Patienten zusammen, die dann bei ihm als Hausarzt das autogene Training erlernen.
Manche Menschen müssen jedoch einzeln in das auto-

gene Training eingeführt werden, um es zu begreifen, auch um ihre Hemmungen zu verlieren, Komplexe abzubauen und Vertrauen zu sich selbst zu finden. Als Hausarzt habe ich mit jedem Patienten meiner Gruppe ein persönliches Vorgespräch.

Um im Rahmen der Praxis das autogene Training durchzuführen, ist ein bestimmtes Grundwissen erforderlich. Das autogene Training, das erlernt werden sollte, hat 7 Übungen - die Einstellung auf Ruhe, Schwere, Wärme, Atmung, Herz, Bauch und Kopf. Jede einzelne Übung kann, wie folgende Beispiele zeigen, therapeutisch wirksam werden.

Dies geschieht im besonderen durch geeignete, erarbeitete Vorsatzformeln, die auf der Basis der Unterstufe entwickelt, gezielt eingesetzt und wirksam werden.

Das autogene Training ist aus psychotherapeutischer Sicht zu sehen. Damit gelingt es, Beschwerden oder schon vorhandene vegetative Störungen abzustellen bzw. zu verhüten.

Der Mensch, der das autogene Training erlernt hat, ist fähig, die Zusammenhänge seiner Schwierigkeiten, Probleme und Konflikte zu erkennen und zu bewältigen.

Auf der Basis - dem Grundlagentraining - ist er in der Lage, sich selbst zu sehen und zu programmieren, also seine formelhafte Vorsatzhilfe zu finden und damit die „Praxis der Selbsthypnose" anzuwenden.

So wird er tragfähig für seine Problematik.

Und darum geht es, denn niemand bleibt von Problemen verschont, man kann sie wohl bewältigen, aber nicht übergehen, und jeder ist auf der Suche nach den Kräften, die ihm Stabilität geben. Dies geschieht für die verschiedensten Situationen, für die Höhen und Tiefen des Daseins. - Positiv, stabil - lautet die Hinführung.

Das autogene Training läuft nach altbewährten Regeln ab. Es gehört Wissen um die Technik dazu - das Wissen um die Entspannungshaltung, um das Zurücknehmen der Entspannung, um dann durch entsprechende konzentrative Einstellungen Erfolge zu erzielen. Das autogene Training hat seinen Platz in der kleinen Psychotherapie der ärztlichen Praxis.

5 Anleitung zum Erlernen des autogenen Trainings in der Gruppe – in der ärztlichen Praxis

Entspannungs-haltung Um das autogene Training durchzuführen, nimmt man eine Entspannungshaltung – die „gelöste Sitzhaltung" – ein, abgeleitet von der „Droschkenkutscherhaltung".

Im Sitzen Im Sitzen auf dem Stuhl richtet man den Oberkörper zunächst ein wenig auf und fällt dann leicht in sich zusammen – gelöst, entspannt. Die Beine stehen etwas gespreizt mit beiden Füßen fest auf dem Boden.
Beide Arme liegen auf den Innenseiten der Oberschenkel derart auf, daß die Hände locker herunterhängen, sich aber nicht berühren.
Den Kopf neigt man nach vorn, so wie es angenehm ist und man schlafen könnte.
Dann schließt man die Augen.
Sitzt man in einem Sessel, der eine Nackenstütze hat, so lehnt man den Kopf an, die Unterarme liegen auf den Lehnen auf, die Füße stehen fest auf dem Boden.

Im Liegen Im Liegen – auf dem Rücken – sind die Beine „locker gestreckt", die Füße klappen auseinander. Die Arme liegen seitlich, leicht gebeugt, neben dem Oberkörper auf der Unterlage auf.
Die Augen sind geschlossen. –
Über eine dieser Entspannungshaltungen findet der Übende den Weg in die tiefe Ruhe, in die tiefe Entspannung und damit zum autogenen Training.

Zurücknehmen Sind die Übungen durchgeführt, muß die Entspannung zurückgenommen werden – dies ist besonders wichtig.
Nur bei der Schlafübung läßt man verständlicherweise das Zurücknehmen weg. Statt dessen kann man eine Aufwachzeit programmieren.
Man reckt und streckt sich und dies nach dem inneren Kommando:
– Hände zu Fäusten ballen –
– Arme fest zur Schulter hin ein paarmal anwinkeln –

- recken, strecken - anspannen -
- Augen auf! - neu spannen - durchatmen, und dann ist man wieder da, frisch und fröhlich! Am besten sagt man jedesmal laut: „Ich bin frisch und fröhlich!"

Zeitdauer Diese Technik prägt sich der Übende fest ein. Man sollte täglich 2-3 min üben, später maximal 10 min. Ich empfehle die Wiederholung erprobter Zeiten - möglichst morgens, mittags, abends -.
Bitte nichts „wollen", nichts erzwingen, alles „geschehen lassen".

Übungsort Der Raum für die Übungen sollte
- vor äußeren Störeinflüssen (Lärm, Licht) weitgehend geschützt sein und
- möglichst behagliche, gemütliche Atmosphäre ausstrahlen,
- wohlig temperiert sein,
- weder zu hell, noch zu dunkel sein.

Arbeitsbegriffe für das autogene Training Um das autogene Training erfolgreich durchzuführen, lernt der Patient die Arbeitsbegriffe kennen, mit denen er übt.
Wurde eine der angegebenen Entspannungshaltungen eingenommen, versucht er

Abstandsgewinnung - Abstand zu gewinnen,
Abstand zum Tag, zu seinen Schwierigkeiten, zu Problemen und Konflikten - Abstand zu allem, was bedrängt, auch Abstand zur Angst.
Die Gedanken weichen zurück - es tritt eine *Gedankenebbe* ein.
In der nun aufkommenden Ruhe öffnet sich der Übende für die

Konzentrative Vorstellung - Konzentrative Vorstellung.
Man stellt sich etwas Angenehmes vor, aus dem Leben, der Erinnerung oder aus der Phantasie und läßt die Bilder auf sich zukommen.
Diese beruhigen und vertiefen die Abstandsgewinnung - ein Vorgang, der nach einigem Üben von selbst abläuft.

Es folgt die
Konzentrative – Konzentrative Einstellung.
Einstellung Damit ist man fähig, sich über das vegetative Nervensystem selbst zu beeinflussen.
Man lernt, Organe, die vegetativ labil als Seismograph der Seele mit gesundheitlichen Störungen reagieren, zu beeinflussen und zu lenken.

Erfolge Erster Erfolg im autogenen Training ist es,
– Ruhe und Erholung
zu erreichen.
Man kann immer und überall ab- und umschalten auf Ruhe.
In der konzentrativen Ruhe sucht, findet, entwickelt der Übende in der Entspannung die geistigen Kräfte, die zum Selbst führen.
Er lernt es dann,
– Organe und Organsysteme
zu beeinflussen, zu lenken.
So wird das „aufgeregte Herz", der „nervöse Magen" beruhigt, somit werden funktionelle Störungen bewältigt bzw. beseitigt.
Das ist nach Schultz der „Eingriff bei sich selbst".
Mit der möglichen
– Praxis der Selbsthypnose
der „formelhaften Vorsatzbildung" im autogenen Training ist man fähig, sich selbst in einen schlafähnlichen Zustand zu versetzen, sich einen Auftrag zu geben, den man erfüllt.
Dies ist ein Lernprogramm im psychischen Bereich. Mit der konzentrativen Einstellung – einer Vorsatzformel – programmiert der Übende sich selbst.
Positiv findet er seinen Weg und erreicht sein Ziel.
Es hört sich so leicht an, und doch gehört eine hohe Intensität des Übens dazu, um Erfolg zu haben.
Aus meiner fast 40jährigen Praxiserfahrung, auch im Umgang mit dem autogenen Training – in Prophylaxe und Therapie – bin ich zu der Einsicht gekommen, daß das autogene Training eine Mittelpunkt- und Schwerpunktarbeit in der Gesundheitsvorsorge darstellt.

Von hier aus werden die geistigen Kräfte des Menschen aktiviert, aus denen er Energien schöpft. Man muß das autogene Training aus der Kenntnis der persönlichen Situation des Patienten einsetzen. Das heißt, Fehlhaltungen sollten erkannt werden, um die richtigen Vorsatzhilfen in das autogene Training einzubauen, zu denen der Übende mit Freude „JA" sagt und gleichzeitig Begeisterung für selbständiges inneres Üben mitbringt.

Schlußgespräch Hat der Patient am autogenen Training wie an verschiedenen anderen Aktivmaßnahmen teilgenommen, hat er Hilfen zum Gesundsein und Gesundwerden erfahren, sollte er noch einmal - im Schlußgespräch - beraten werden, zu einer Zeit, in der er die Vorsatzhilfen situationsgerecht im Rahmen der Selbstbeeinflussung nutzen möchte.

Der Patient lernt es, den für ihn gültigen erarbeiteten Vorsatz in seinen Alltag einzubauen unter dem Leitsatz:
- „Gesund durch eigene Aktivität" - oder
- „Ich bin gesund, aktiv" - oder
- „Das schaffe ich schon" -.

Hier ist die Praxis der Selbsthypnose eine Forderung, die durch eine Einprogrammierung der Vorsatzhilfe in das Unterbewußtsein das Selbstvertrauen weckt, eines Vorsatzes, der kurz, wahrheitsgemäß, direkt, gegenwartsnah, also passend formuliert wird, der physisch wie psychisch Hilfe verspricht.

Aus vielen Richtungen kommen Erkenntnisse, die dabei eine positive Formulierung erfahren - nicht „Ich habe keine Angst mehr", sondern
„Positiv habe ich Mut!" - „Ich habe Vertrauen!" - „Mutig, sicher, frei, froh habe ich Vertrauen!" -

Terrainkuren mit Herz- und Kreislaufkontrolle (Puls- und Blutdrucküberwachung) sind zusätzlich erforderlich. Ernährungs- und Kosmetikberatung, kreative Maßnahmen - Musik, Malen, Zeichnen und Tanztherapie - lassen sich einsetzen.

Ich führe seit vielen Jahren ein Sonntagmorgenkonzert (s. beiliegendes Muster) mit Programmen für alle Pa-

Schlußgespräch

Liebe Freunde!

Seit 1981 haben wir dem Hufelandhaus eine neue Aufgabe gegeben – und eine schöne.

Es besitzt einen Konzert-Flügel, auf dem sich herrlich spielen läßt. Das freut die jungen Künstler, die von den Musikhochschulen Düsseldorf und Köln zu uns kommen und spielen.

Die künstlerische Leitung der Matinée-Konzerte, die im Monat einmal stattfinden, hat Professor Herbert Drechsel, Musikhochschule Düsseldorf.

Die Idee dieser Konzerte ist

– einmal jungen Menschen Gelegenheit zu geben, sich freizuspielen, damit auch Mut für ihre künstlerische Laufbahn zu gewinnen,

– zum anderen den Hufelandhaus-Besuchern, die das autogene Training und Gesundheitsvorsorge kennen, durch Musikerleben tiefe Entspannung zu vermitteln, um damit den Weg zum bewußten Leben, zur Harmonie finden.

[Unterschriften]

„Junge Künstler stellen sich vor"

Einladung

Sonntag,
den 8. Dezember 1985, 11.00 Uhr
Klavier-Matinée
Stefan Irmer

Joh. Seb. Bach (1685–1750)	5 dreistimmige Sinfonien
D. Schostakowitsch (1906–1975)	Sonate Nr. 2 h-Moll op. 61 Allegretto Largo Moderato, con moto
W. A. Mozart (1756–1791)	Sonate F-Dur KV 533 Allegro Andante Rondo
F. Chopin (1810–1849)	5 Walzer

Voranzeige

Sonntag,
den 12. Januar 1986

Matinée mit Liedern und Klaviermusik von Mozart, Schumann und Wolf

Ausführende:
Claudia Böttcher, Sopran
Erich Theis, Klavier

tienten durch, denen das Klavierkonzert zum Erlebnis im Rahmen der Therapie wird. Darüber hinaus werden Malen und Zeichnen, Kindergruppenarbeit, Erziehungshilfen für Eltern mit Einsatz des autogenen Trainings angeboten. Es geht hier darum, die innere Konzeption zum Gesundsein, zum Gesundbleiben oder zum Gesundwerden aus ganzheitlicher Sicht mit einer positiven Einstellung zu schaffen. Begleitet durch Gespräche wird hier – individuell dosiert und gesteuert – „Gesundheitsvorsorge auf Rezept" angeboten und erstellt.

Das erfordert einen ganz besonderen Praxisrahmen mit Arzthelferinnen, die als „Gesundheitsassistentinnen" ausgebildet und tätig sind, dabei möglichst einen Zweig der Gesundheitsaktivitäten beherrschen (Gymnastik und Entspannungsübungen, Tanz). So wird der Patient zu einer Umstimmung, zu einer Verhaltensänderung geführt. Er, der sein Fehlverhalten erkannt hat, ist bereit, es abzustellen und eine positive Stellung zu beziehen, also „JA" zum Leben zu sagen. Das geschieht durch Eigenaktivität.

Das autogene Training ist ohne eine Gesprächsberatung – einzeln und in der Gruppe – nicht denkbar.

Das Gespräch wird im Laufe der Zeit um so intensiver, je mehr die Vertrauensbasis zwischen Arzt und Patient gewachsen ist. Ein wichtiges Moment ist dabei der Arzt selbst – „der Arzt als Arznei" –, was sich oft so äußert: „Ich habe einen Arzt, dem kann ich alles sagen – ich kann mit ihm über alles sprechen, über jedes Problem. Er hilft immer." Dieser Patient ist glücklich, er fühlt sich gut aufgehoben.

Eine geeignete Helferin kann Gespräche führen, bei denen das Vertrauen zum Arzt angelegt und gefestigt wird, was meist mit wenigen Worten geschehen kann. Noch nie hat der Patient soviel Sehnsucht nach Verstandensein gehabt wie heute – in der Zeit einer perfektionierten Technik. Das merke ich immer wieder, da ich inzwischen drei Generationen behandele und für viele der „alte Hausarzt" bin. Ich weiß, was „Liebhaben" bedeutet – es ist in Wahrheit oft die beste Medizin.

Gespräche mit den Patienten zu diesem Thema sind wichtig, schließen auf; teilzunehmen an ihrem Schicksal ist wesentlich. Der Mensch ist kein Computer, bei dem man einfach einen Knopf drücken kann, er erwartet Zuwendung und Streicheleinheiten durch eine Bezugsperson, zu der er mit seinem Gemüt Beziehung aufnimmt. Erstrebenswert ist wohl der „alte Hausarzt", jetzt der Hausarzt auf moderner Basis, der die Familie kennt, in guten und schlechten Tagen berät – der z. B. auch Urlaubsfragen klärt, gesundheitliche Hilfen im Alltag vermittelt und für den Urlaub aufzeigt.

Dies zu erkennen ist im Rahmen der Psychotherapie notwendig und für die Gesprächsberatung wesentlich.

Es sind zweierlei Gesichtspunkte, welche die Gesprächstherapie so wichtig machen:

Ein wesentlicher Punkt ist das Gespräch aus der Sicht der Gesundheitsvorsorge, also der Gesunderhaltung.

Der zweite Punkt berücksichtigt aus der Sicht des kränkelnden Menschen, den Menschen mit gesundheitlichen Störungen – körperlichen und seelischen – wobei der Kränkelnde zwar noch o. B. ist, sich aber auch gern wieder gesund fühlen möchte.

In beiden Fällen braucht der Mensch Hilfe – einmal, um gesund zu bleiben und außerdem, um gesund zu werden – vor allem, um eine positive Haltung dem Leben gegenüber zu finden und auch zu bewahren.

Der Arzt in der Sprechstunde ist bereits durch seine Person psychotherapeutisch wirksam. Wenn er einen Patienten öfter sieht, ihn berät, ihn untersucht, ihm eine Injektion gibt, hat gleichzeitig eine psychotherapeutische Behandlung angefangen, denn das geschieht ja nicht schweigend, sondern die Frage nach dem Befinden, nach der möglichen Hilfe ist damit verbunden.

Die kleine Psychotherapie mit dem leicht fließenden, aufgelockerten Gespräch ist eine große Hilfe und wirksamer, als man denkt.

Dabei braucht aus den nichtbewältigten Schwierigkeiten, aus den psychosomatischen Störungen keine Krankheit zu werden.

Das autogene Training als Faktor der kleinen Psychotherapie ist in Verbindung mit der ärztlichen Tätigkeit bei Störungen – seelischer und körperlicher Art – eine Hilfe für den Patienten, eine Rückführung zur Gesundheit und gleichzeitig eine Prävention, eine Vorsorgemaßnahme.

Als Arzt habe ich die Fähigkeit, auch „beiläufig" über anliegende Probleme, Schwierigkeiten und Konflikte zu sprechen – dies ist besonders dann wichtig, wenn der Patient ständig daran denkt, wenn er damit „lebt". Der Patient muß aber lernen, mit seinen Problemen zu leben, muß lernen, sie soweit wie möglich zu bewältigen.

Wir halten fest – die Verbindung mit dem Hausarzt, die Behandlung, stabilisiert also die Tragfähigkeit gegenüber den nicht ohne weiteres lösbaren Problemen.

Insofern ist die *Gesundheitsvorsorge* von jeher ein Begleiteffekt der medizinischen Behandlung gewesen und immer dann wesentlich, wenn der Arzt nicht nur ein „Organ" sieht, sondern den ganzen Menschen erkennt und weiß, warum dieser nicht in Ordnung ist, warum es ihm schlecht geht und er Hilfe braucht, und dafür reicht medikamentöse Therapie allein nicht aus, vor allem, wenn Herz und Kreislauf Unterstützung brauchen.

Beispiel aus der Praxis: Herz-Kreislauf-Störungen
Ein Patient kommt in die Praxis und sagt: „Mein Herz ist nicht in Ordnung. Ich habe öfter Herzklopfen und Schmerzen." – Warum? Nach der Untersuchung und Ausschluß klinisch signifikanter Befunde ist es Aufgabe der psychotherapeutischen Gesprächsführung, die Ursachen der vermutlich zum größten Teil vegetativ bedingten Herz- und Kreislaufstörungen herauszufinden.
Dazu ein Beispiel:

Ein 32jähriger, in einem großen Kaufhaus tätiger Substitut war den Forderungen des Alltags nicht gewachsen. Im Beruf sollte er das Äußerste leisten, wurde aber nie gelobt; er kam daher nicht zur Entspannung.
Er lebte mit einer Partnerin zusammen – die „Familien" waren gegen eine Heirat. Am Wochenende, wenn die beiden jungen Leute sich erholen wollten, kamen Anrufe aus beiden Familien mit der Nachfrage, „ob denn die Verbindung überhaupt noch bestände,

eine Ehe wäre doch sinnlos." Das junge Paar lebte dauernd in Spannung - im Streß.
An seiner Arbeitsstelle hatte der junge Mann nicht den verständnisvollen Chef gefunden, den er brauchte, denn dieser war zwar ein angesehener Mann im großen Kaufhaus, aber schweigsam und kontaktarm. Daher wußte der junge Mann nie, ob er etwas gut oder schlecht gemacht hatte. „Mein Lehrling hat bessere Ideen als ich", klagte er mir gegenüber. Ihm fiel nichts mehr ein.
Das schlug sich an seinem labilen Organ - seinem „Seismograph der Seele" - seinem Herzen nieder. Es kam, wie es kommen mußte: Viele Untersuchungen, mehrere EKG's, verschiedentliche Klinikaufnahmen machten den jungen Mann seelisch so krank, daß er nichts anderes mehr sah, als „sein krankes Herz".
Auf der letzten Urlaubsreise landete er als Notfall in einem Krankenhaus, wurde aber o. B. - also schnell - wieder entlassen. In Italien wurde er nach 1 Woche wieder krank, sein Herz machte ihm zu schaffen. Der italienische Kollege schickte ihn sofort nach Hause.
Zu Hause angekommen, verlangte der Patient ganz energisch eine Untersuchung mit dem Herzkatheter, überhaupt mit allen modernsten Mitteln, die er sich aus der Presse zusammengelesen hatte oder aus Fernsehsendungen zu kennen glaubte. Dahinter verbarg sich Angst, Angst vor der Krankheit, vor dem Herzinfarkt, Angst vor dem Tag, im Beruf, im Leben. Vielleicht wollte er, daß ihm jemand „in sein wundes Herz sieht". Wahrscheinlich hätte ihn der negative Katheterbefund auf die Dauer so wenig befriedigt wie die Voruntersuchung, die immer die Diagnose vegetative Dystonie ergab.
Die Ärzte empfahlen ihm dann eine Behandlung beim Psychiater, aber vor einer psychiatrischen Behandlung hatte er Angst.
In diesem Zustand kam der Patient zu mir - zu mir als praktischem Arzt. Ich ließ ihn erzählen, er beschrieb alles das ganz ausführlich, was schon dargelegt wurde. Und als er alles gesagt hatte - nicht an einem Tag, sondern fortlaufend während drei aufeinanderfolgenden Behandlungen - erklärte ich ihm, daß sein Herz „leidet", daß er zwar kein „krankes" Herz habe, dieses jedoch der „Seismograph der Seele" ist, der seine Angst anzeigte, und was „leiden" für ihn bedeutete, das erfuhr er an sich selbst.
Auf diesem Weg kam er ins autogene Training. Er erlebte die Faszination der Ruhe, damit auch die mögliche Beeinflussung, die Beruhigung des Herzens. Er war bald fähig, ab- und umzuschalten auf diese Ruhe und sich positiv einzustellen.
Den Chef hatte ich gebeten, seinen Substituten, wenn möglich, auch einmal zu loben, ihn zu bestätigen - und das half allen sehr viel weiter.
Nach 7 Gruppenstunden - begleitet von Einzelgesprächen - wurde er ruhiger, und er erkannte Ursachen und Zusammenhänge seines Versagens. Nach einem Vierteljahr Umgang mit dem autogenen Training konnte er auch sein Herz positiv beeinflussen. Auch fand

er mit Hilfe der positiven Eigenprogrammierung den Weg zu einer Aussprache mit seinem Chef - somit den Weg zu sich selbst. Er war endlich fähig, seine Lebenssituation zu erkennen und sie zu bewältigen - der angestrebte Erfolg trat ein, zumal er selbst wieder aktiv wurde und sportliche Tätigkeiten aufnahm.

Helmut, 44 Jahre alt, kommt mit sich nicht mehr zurecht. Er ist nicht im eigentlichen Sinne krank, fühlt sich aber nicht wohl. Er ist Personalchef in einer großen Firma - Angst und Unsicherheit haben ihn überfallen. „Handle ich richtig? - Handle ich nicht richtig? - Wie verhalte ich mich andern Menschen gegenüber?", fragt er sich selbst und findet keine befriedigende Antwort.

Er ist depressiv und sucht nach einem Halt. Darüber hinaus hat er Druck- und Völlegefühl im Oberbauch - sein Magen ist nicht in Ordnung. Er hat eine Gastritis, für ihn bedrückend, da er schon einmal ein Ulcus ventriculi hatte.

Helmut wird entsprechend behandelt - das autogene Training setze ich als psychotherapeutischen Faktor ein. Er hat es früher einmal erlernt, und es macht ihm keine Schwierigkeiten, die Übungen durchzuführen.

Ich spreche mit ihm und lasse mir schrittweise von seinem Leben berichten - von seiner Kindheit, seiner Jugendzeit, seiner Ausbildung, seinem beruflichen Werdegang, vom Kennenlernen seiner Frau, seiner Ehe bis in die Gegenwart. Dabei zeigt sich, daß er von Problemen und Konflikten besetzt ist.

Er leidet unter einer gestörten Sexualität. Untersuchungen in der Richtung ergaben zwar keinen krankhaften Befund, jedoch war seine Zeugungsfähigkeit in Frage gestellt.

Seine Frau war enttäuscht, denn sie hatte sich immer Kinder gewünscht. Sie tröstete sich mit einer Hobbytätigkeit - mit Keramikarbeiten, wobei sie Teller, meist Wandteller, in ihrer Werkstatt selbst herstellte und bemalte. Sie war für seinen beruflichen Werdegang kein Hindernis.

Die Ehe blieb kinderlos, aber über diese Enttäuschung sind beide hinweggekommen.

Helmut, von kleinwüchsiger Statur, grazil, war vielfach gehemmt. Schon in der Jugend konnte er es den „Großen" nicht gleich tun. Er, der alles sehr klar sieht, kann sich auch nicht erklären, warum er voller Angst ist, warum er Hemmungen hat zu sprechen, nicht fähig ist, zu reden - eine Gruppe von Menschen ist ihm schon zuviel.

Und im autogenen Training, dem Eigenerlebnis, erlebt er sich noch einmal in einer Gruppe von Jungens, die ihn bedroht und schlägt, woran er sich deutlich erinnert - die Bilder aus der Kinderzeit werden lebendig.

Helmut ist unfrei; bei jeder Gesprächspsychotherapie - die immer eine halbe Stunde Zeit in Anspruch nimmt - kommt eine neue Schwierigkeit zum Ausdruck.

Ich sammle die „Minuspunkte", um ihm dann Positives aufzuzei-

gen – seine Bescheidenheit, sein psychologisches Verständnis für den anderen Menschen ermöglichen es ihm, klare Entscheidungen zu treffen – wichtig für seine berufliche Stellung.
Helmut faßt in der Stille seine Entschlüsse, und seine Gedanken sind präzise.
Er möchte gern klarsehen. Und dieses Klarsehen gelang letzten Endes mit dem autogenen Training, mit den Fragen an das Unterbewußte und der sich daraus entwickelnden Antwort.
Da Helmut das autogene Training beherrschte, gewann er mit Hilfe der Oberstufe entscheidenden Einfluß auf seine Haltung, die stabilisiert wurde, körperlich und seelisch – positiv stabil. Das Selbstvertrauen – ein wichtiger Faktor – wurde mit dem Vorsatz: „Ich habe Vertrauen, positiv, stabil" zum Erlebnis. In diesem Vertrauen, freischwebend ohne Erwartungen, entwickelte er von Mal zu Mal eine steigende Sicherheit, die ihn trug und auch fröhlich machte.
Als Helmut die Gesprächsberatung nach Einsatz des autogenen Trainings – und hier speziell der Oberstufe – verließ, war er ein anderer Mensch. Er hatte zu sich selbst wieder Vertrauen gewonnen und war nun fähig, seine Aufgaben und damit die Anforderungen an ihn zu erfüllen.
Leider hatte Helmut keine Zeit, andere Aktivitäten im Rahmen meiner Praxis zu besuchen, aber ich konnte ihn so weit bringen, daß er zu Hause individuell seine Bewegungsmöglichkeiten herausfand und diese entsprechend einsetzte – wie das „Laufen auf der Stelle" vor dem offenen Fenster und bei Wochenendwanderungen.
Auch konnte er seinen Magen ansprechen, beruhigen, damit die psychosomatischen Reaktionen vermindern und die Gastritis bewältigen. Es gelang ihm, das „aufregende Grübeln", den täglichen Ärger, abzustellen, damit den Streß zu bewältigen und alles, was damit zusammenhing. Er stellte sich positiv ein und fand den richtigen Weg.

Erfolge *Clemens* kam zu mir in die Praxis, weil er eine „innere Unruhe"
Ruhe hatte, von der er nicht loskam.
„Unruhig und nervös bin ich", kommentierte er selbst. „Ich schaffe nichts mehr. Schon nachts wache ich auf, weil ich Herzklopfen und Angst vor dem nächsten Tag habe." Er kann nicht ruhig sein.
„Alles bringt mich aus der Fassung, und das möchte ich ändern – über alles rege ich mich auf." Der Streß hat ihn erfaßt, ihn so nervös gemacht, und diesen Streß möchte er abstellen.
Ihm hilft schon die erste Übung im autogenen Training, die Einstellung auf die Ruhe – vollkommen ruhig, gelöst, entspannt –. Schon damit findet er Ruhe und ist konzentriert. Die Angst vor jedem neuen Tag wird langsam abgebaut, und Clemens ist nach einer vierteljährlichen Übungszeit positiv eingestellt, ruhig, friedlich und zuversichtlich, zumal er sich auch wieder sportlich

betätigt. Er war ein guter Schwimmer, und diesen Sport nimmt er wieder auf und gewinnt auch dadurch Selbstvertrauen. Regelmäßig, zumindest einmal in der Woche schwimmt er, ergänzend dazu läuft er täglich 10 min. in dem am Wohnhaus angrenzenden Waldstück – das tut ihm gut.

Welche Einflüsse die einzelnen Übungen des autogenen Trainings ausüben können, schildern die nun folgenden Beispiele, ein Beweis für die vorsorgende Psychotherapie.

Schwere Marion ist eine stabile Person – so erscheint sie in meiner Praxis. Sie ist selbstbewußt, zuversichtlich und hat das „Ruder" zu Hause fest in der Hand.
Ihre Einflüsse machen sich in der ganzen Familie bemerkbar, auch bei dem Jungen, den sie wegen Konzentrations- und Leistungsstörungen in der Schule mitbringt.
Marion, an Pflichten gewöhnt, versieht ihre Aufgaben gern, bejaht die Arbeit und das Leben und wäre glücklich, wenn sie die Ruhe behalten könnte, wenn sie in schwierigen Lebenssituationen „gelassen" bliebe.
Das aber schafft sie nicht, „ganz im Gegenteil", sagt sie. Sie regt sich schon über eine schlechte Klassenarbeit des einzigen Sohnes auf, den sie „bedrückend" gut versorgt.
Marion hält zunächst nichts vom autogenen Training; ich muß sie mit einem Versuch überzeugen. Und was nicht vorauszusehen war, Marion findet schon in den ersten Übungen Gelassenheit und inneren Frieden.
– Ruhig, gelöst, entspannt – schwer, warm –, dieses erste Stufentraining, gibt ihr Vertrauen, läßt sie die Ruhe finden, die sie suchte, was sich positiv auf sie wie auch auf den Sohn auswirkte. Sie regt sich nicht mehr so auf, wenn eine Arbeit einmal weniger gut ist und schafft es, „die Zügel etwas locker zu lassen".
Sie merkt, daß die Erziehung ihres nun schon 16jährigen Sohnes besser abläuft und sieht, daß eine geduldige Konsequenz angebracht ist.
Marion gehört, wie zahlreiche Patienten, zu den Menschen, die mit der Ruhe ihre Stabilität wahren können.
Somit ist das autogene Training ein erster Erfolg, der ergänzt wird durch eine Viertelstunde Gymnastik im Alltag, deren Form sie sich selbst nach Musik aussucht.
Marion ist ein anderer Mensch geworden – sehr zur Freude der Familie, vor allen Dingen des Sohnes, der weitaus fröhlicher ist als früher.

Wärme Mit der Übung „Wärmeeinstellung" – zuerst über Arme und Beine:

- beide Arme schwer, warm -
- beide Beine schwer, warm -,
kommt es zur Generalisierung
- „Ich bin ganz warm!" -
Dadurch wird die Entspannung vertieft und die Durchblutung gefördert.
Die Wärmeübung wird ergänzt durch ein Bewegungstraining - Gymnastik - das jeder selbst als positiv feststellen kann.

Klaus litt ständig unter kalten Händen, kalten Füßen - ein Zustand, der sich bei Aufregungen verstärkte und der ihm Angst machte.
Er wagte es nicht, sich zur Prüfung -·zu seinem Examen - zu melden, aus Angst, er könne es nicht bestehen.
Im Angstzustand waren seine Gefäße verengt, die Durchblutung war gestört. Das wurde mit dem autogenen Training anders. Er konnte sich „lassen", d. h. entspannen, was eine bessere Durchblutung hervorrief.
So war Klaus nach Ablauf einiger Übungswochen in der Lage, sich über die Wärmeübung zu beruhigen und seine Aufgaben - in diesem Fall sein Examen - zu bewältigen.

Atmung - Der Patient braucht das Gespräch, um aus dem „glatt-
autogenes wandigen Brunnen" wieder herauszukommen - das ist
Training die erste Hilfe. Hier ist das Kommunikationstraining wesentlich. Sich darzustellen mit dem Mut zur Wahrheit, damit die eigene Fehlhaltung einzusehen und sich gegebenenfalls zu ändern, ist nötig. Verspannungen und Verkrampfungen werden so leichter gelöst.
Mit dem autogenen Training beginnt die Arbeit an sich selbst.
Der Mensch taucht tief in sich hinein, hat klare Erkenntnisse - so entwickelt er in sich die notwendige Konsequenz für die Änderung in seinem Leben. Die depressive Phase löst sich, der Patient wird frei und bekommt damit eine positive Einstellung zum Leben.
Mit der Hinwendung zur Ruhe
- „Ich bin vollkommen ruhig" -
legt er das Fundament für die weitere geistige Entwicklung.
- Vollkommen ruhig, gelöst, entspannt - schwer, warm - so lockert sich die Beklemmung.

– Gelöst, entspannt – schwer, warm –
bedeutet eine Hingabe an den Augenblick, an das „hic et nunc" – das „Hier und Jetzt".
Der Mensch spürt, wie er über sein Selbst hinauswächst, und die Freiheit des Seins empfindet er dankbar. Das tut ihm gut.
Im Atemerlebnis – „Atmung ganz ruhig" – dem steuernden Prinzip – „ES" atmet mich – wird er sich über sich selbst klar.
Das ist eine Stufe der Entwicklung zum neuen Menschen. Er ist nun fähig, positiv zu denken und zu handeln, mehr noch, er ist froh, daß er wieder denken und handeln kann, und dafür ist er dankbar.
Aus dieser Dankbarkeit erwachsen neue Kräfte. Die Last ist weniger drückend, der Mensch richtet sich auf wie eine Blume, die nach heftigem Regen am Boden lag.
Er wächst über sich selbst hinaus.
Endlich ist der Mensch „ER SELBST!" –
Gefühle und Wegfindung habe ich nach dem Erlebnis der depressiven Phase mit einem Patienten in Worte gefaßt.

6 Ärztliche Untersuchung

Die zweite, spätestens dritte Begegnung mit dem Arzt erfordert die ärztliche Untersuchung des einzelnen Patienten. Inwieweit der Arzt allein in seiner Praxis tätig ist, ob er zusätzliche Untersuchungen selbst durchführen kann, ob er medizinische Geräte im Krankenhaus braucht, hängt von der Diagnose und den differenzierten Möglichkeiten ab.

Das Ergebnis der Untersuchung weist u. a. die Blutwerte auf und gibt Auskunft über den Zustand der Organe. Wenn, wie bei einer Vorsorgepraxis zu vermuten ist, sich oft kein krankhafter Befund nachweisen läßt, ist es jedoch notwendig, bei dem Patienten *andere* Methoden – wie z. B. das autogene Training als Therapiefaktor – einzusetzen.

Auch „Begegnungen mit sich selbst" sollte der Arzt bei dem Patienten herbeiführen. – Hineinhorchen und Erleben der Musik, wie auch Malen und Zeichnen, Umgang mit Farben, in denen seelische Reaktionen zum Tragen kommen, Bewegungstraining mit entspannender Gymnastik sowie auch gruppendynamisches Erlernen einer gesunden Ernährungsweise – Einführung in eine vollwertige, gesunde Ernährung – tragen zur Harmonie bei.

Die mögliche Steuerung, die Führung zu einer eigenen bewußten Lebensform, ist oft mehr wert, als die „nur" medikamentöse Therapie. Deshalb stelle ich das autogene Training vor, das als Mittel der Wahl dem Menschen Ruhe und Erholung bringt, ihm die Fähigkeit vermittelt, Organe zu lenken und durch die „Praxis der Selbsthypnose" – Einsatz der Vorsatzformeln – sich zu beeinflussen, körperlich wie seelisch, was zur Harmonie führt.

Mit diesen Gedanken und Äußerungen spreche ich Selbstverständlichkeiten aus, die jedem Arzt in der Praxis geläufig sind, die aber zeitlich gesehen mehr Pflege erfordern, als man annimmt. Man kann nicht über alles hinweggehen, sondern muß sich etwas Zeit nehmen und hinhören. Der Streß in der Praxis sollte nicht um sich greifen und den Patienten zu einer Nummer machen. Der Patient ist immer Mensch, und als solchen müssen wir ihn akzeptieren. Dabei ist klar geworden, daß es nicht immer die große psychotherapeutische Behandlung sein muß. Die Anforderung an den Arzt, den Patienten aus ganzheitlicher Sicht anzunehmen, ihn entsprechend individuell zu behandeln, führt zum Erfolg.
Deshalb ist auch der Einsatz des autogenen Trainings so wichtig.

7 Autogenes Training und möglicher Einsatz bei gesundheitlichen Störungen

Unruhe, Nervosität

Ingrid – tagsüber unruhig und nervös – kann nicht schlafen. Sie braucht einige Zeit, um den Tod ihrer Mutter zu überwinden. Sie ist vegetativ gestört, aber nicht im eigentlichen Sinne krank. Jedoch regt sie sich über jede Kleinigkeit auf, wird auch leicht aggressiv und ist in ihrem Verhalten auffällig.

Sie sieht dies selbst ein und wünscht sich, ruhig bleiben zu können, um „über der Situation zu stehen".

Bei Ingrid ist nach der medizinischen Untersuchung kein krankhafter Organbefund zu erheben. So gilt es, die Ursachen der nervösen Störungen herauszufinden, d. h. man spricht über alles, um die Art der Beschwerden zu erkennen und abzustellen. Der innere Druck wird erleichtert, und allmählich löst er sich.

Mit dem autogenen Training erfährt sie eine tiefe Entspannung und damit eine Stabilisierung ihres inneren Gleichgewichts. – Ruhig, gelöst, entspannt – positiv, stabil – „steht sie über der Situation" und sieht das Leben wieder positiv an.

Das psychotherapeutische Gespräch in Verbindung mit den Übungen bringt ihr endgültig Hilfe.

Um seine Patienten richtig zu verstehen, muß man das soziale Umfeld kennen, einen Einblick in die Lebenssituation bekommen, die das Verhalten – die Wegrichtung – bestimmen. Und oft läßt sich von hier aus eine einfallsreiche Hilfe finden und vermitteln.

Vegetative Dystonie

Die Diagnose, die heute am häufigsten gestellt wird, ist die „vegetative Dystonie". Sie ist zwar eine Krankheit, aber so weit verbreitet, daß sie einem wie eine Lebensform vorkommt.

Hier reagieren Organe und Organsysteme als Seismograph der Seele auf die Schwierigkeiten des Lebens, auf ungelöste Spannungen und Konflikte. Die Menschen kommen mit gesundheitlichen Störungen in die Praxis. Sie sind zwar noch nicht krank, aber auch nicht mehr gesund, daher ordnet man sie in das Krankheitsbild der „vegetativen Dystonie" ein.

Nach dem Motto „Gesund durch eigene Aktivität" kann ich meistens mit einer Aktivprophylaxe auf Dauer mehr erreichen als mit beruhigenden Medikamenten. Ich persönlich verwende Beruhigungsmittel meist nur als sog. „Brückenmedikamente", um den Patienten aufs richtige Gleis zu bringen.
Er muß nämlich selbst etwas tun – aktiv sein –, das ist jedenfalls besser, als einfach nur Tabletten zu schlucken und davon alleinige Hilfe zu erhoffen. Aber was und wie er etwas tun sollte, muß er lernen.
Auch zur eigenen Aktivität braucht der Mensch von heute ein Rezept. Das muß eine Vorsorgepraxis vermitteln. Perfektionierte Technik, unnatürliche Lebensform haben ihn vieles vergessen lassen, was früher selbstverständlich war.
Wer macht schon noch einen Gang über die Felder, geht viel zu Fuß, arbeitet im Garten und im Haus, bis er wirklich müde ist. Der Mensch ist körperlich nicht mehr ausgelastet, oft am Abend nicht müde genug, um gut zu schlafen. Durch zu langes Fernsehen ist er vielfach „überreizt". Zigaretten- und Alkoholkonsum tragen auch zu einer ungesunden Lebensweise bei.
Der nervöse Mensch unserer Zeit kennt sich selbst nicht mehr. Er wird mit dem Alltag, seinen Aufgaben, kurz mit dem Leben oft nicht mehr fertig.
„Ich kann nicht mehr – ich halte das nicht mehr aus", sagen viele und stolpern über die Schwierigkeiten des Alltags, über ihre Probleme und Konflikte im zwischenmenschlichen Bereich. Der „seelische Rucksack" wiegt oft zu schwer. So verlernt der Mensch, sich positiv einzustellen.
Menschen, die gesund sein und bleiben möchten, brauchen eine positie Einstellung, um den Weg zu einem bewußten Leben zu finden. Dazu gehört aufklärende Arbeit. Gemütskräfte sollten angesprochen, schöpferische Fähigkeiten geweckt werden – kurz, Lebensfreude ist notwendig, sie sollte das „JA" zum Leben untermauern.

„Ich bin am Ende", berichtet Frau *Gerda,* und dabei laufen ihr Tränen über das Gesicht. „Ich halte das Leben einfach nicht mehr

aus. Die Kinder (sie hat zwei Jungen und ein Mädchen im Alter von 12-16 Jahren) sind derartig schwierig, aggressiv und laut, daß ich nur noch mit Tabletten schlafen kann. Zur Ruhe komme ich nicht mehr."
Dann erzählt sie, daß sie zu den Menschen gehört, die sich über jede Kleinigkeit aufregen. „Mein Herz macht mich ganz kaputt, das klopft so schnell, so daß ich Angst habe, ich falle plötzlich um. Und mein Mann – er ist zwar lieb und nett, hat aber keine Zeit für mich. Er sagt auch, daß ich mir alles einbilde. Er hat es gut, er ist viel auf Reisen und bekommt nicht alles mit. Ich stehe aber da mit den Kindern, dem Haushalt, den Schwierigkeiten in der Schule. Ich muß meistens allein entscheiden."
Und Frau Gerda war – wie ich feststellte – wirklich sehr auf sich selbst gestellt, viel allein. Bei ihr kam es zu einem Versagen, zu einem körperlichen und seelischen Erschöpfungszustand mit Schlafstörungen.
Gerda brauchte jemanden, der ihr half. Der erste Mensch, dem sie seit langer Zeit ihr „Herz ausschüttete", war ich. Und ich hörte zu. Dabei beobachtete ich, daß sich ihr Gesicht immer mehr rötete, sie begann zu schwitzen und zu weinen.
„Das habe ich in letzter Zeit öfters", erklärte sie auf meine Fragen. Sie stand mit 46 Jahren am Anfang des Klimakteriums. Die Menstruation war seit einiger Zeit unregelmäßig, die Unterleibsorgane waren in Ordnung, ebenso die Wirbelsäule. Bei ihren Kreuzschmerzen gab es keine andere Erklärung als die einer „nervösen Verspannung" – Gerda war organisch o. B.
Auf Aufregungen und all die Schwierigkeiten, die sie mit den Kindern hatte, reagierte sie mit Herz- und Kreislaufstörungen, wobei es vorübergehend zu nervös bedingten Extraschlägen, zu Arrhythmien kam. Das EKG war normal. Gerda war ärgerlich auf ihren Mann, kaum spürbar, aber die Unstimmigkeit stand im Raum.
Die unausgesprochene Belastung mußte erkannt und beseitigt werden. Deshalb holte ich Gerdas Mann in die Praxis.
Das dann folgende Gespräch ergab für Frau Gerda – für die Ehe speziell – die Therapie.
Kreuzschmerzen und Herzreaktionen waren eine Antwort auf ihren unbewältigten, überstreßten Alltag, in dem sie mit Angst und Sorge lebte. Sie war mit der Erziehung der Kinder überfordert. Angst hatte sie auch, den Mann zu verlieren, der so selten erreichbar war. Kam er müde von der Arbeit nach Hause, wollte sie ihn nicht behelligen. So nahm sie ihre Probleme mit ins Bett und schleppte sie tagsüber mit sich herum.
Die Liebesbeziehungen waren merklich abgekühlt, von Orgasmus – früher immer vorhanden – konnte nicht mehr die Rede sein. Die Verspannungen im sexuellen Bereich ergaben Hemmungen, führten zu Verspannungen im kleinen Becken und im Rücken, und sie klagte über Kreuzschmerzen.
So kannte Gerda keine Entspannung und Erholung mehr.

Alles zusammen ergab das Bild der „vegetativen Dystonie". Diese in ihrem Komplexgeschehen zu erkennen, zu verstehen, war meine erste Aufgabe.
Im Rahmen der Psychohygiene war das grundlegende Gespräch und die damit verbundene Beratung der Ehepartner das Kernstück der Therapie, damit krankheitsverhütende Vorsorge.
Frau Gerda nahm mit ihrem Mann – in diesem Fall war das gemeinsame Erlebnis wichtig – am autogenen Training teil, das durch ergänzende Gespräche zur persönlichen Lebenshilfe wurde.
Anschließend kam sie zur Entspannungsgymnastik. Sie lernte in der Gruppe ihr sympathische Frauen kennen, mit denen sie auch einmal sprechen konnte. Über diesen Kontakt wurde vieles abgebaut.
Schwierigkeiten lösten sich fast von selbst – ein Grund für sie, unbefangen zu sprechen. Und sie lernte in dieser Zeit das kennen, was für sie von Bedeutung war.
Abgerundet wurde die Behandlung durch die Teilnahme an Wanderungen mit Herz- und Kreislaufkontrolle, die ich regelmäßig einmal in der Woche durchführe. Auch Kinder können daran teilnehmen, die ganze Familie ist angesprochen.
Dabei ist ein freundlicher Blick, ein Händedruck zwischen den „alten" Patienten und mir genug, um die einmal angelegte Aktivität zu erhalten.
Ich habe dieses Beispiel erwähnt, um die Konzeption der Praxis der Gesundheitsvorsorge bei einer Familie vorzustellen. Diese Behandlung am Wochenende liegt einige Jahre zurück.
Gerda und ihr Mann sind nun ein harmonisches Ehepaar – einer sorgt für den andern. Die Kinder, inzwischen erwachsen, sind selbständig.
Herz- und Kreislaufbeschwerden kennt man in der Familie nicht mehr.
Der Urlaub – in der Praxis besprochen und beraten – ist stets ein „Kur-Urlaub", ein Aktivurlaub, ohne daß er in einem Kurbad verbracht wird.
Das älter werdende Paar ist zufrieden, harmonisch. Beide sind sich darüber im klaren, daß damals gerade noch rechtzeitig der Weg zur Gesundheit eingeschlagen wurde.
Als Patientin im eigentlichen Sinn sehe ich sie nicht mehr, wohl aber als Ratsuchende, als Freundin ihres Hausarztes.

Schlafstörungen Wer unter den Auswirkungen der „vegetativen Dystonie" leidet, schläft oft schlecht. Er grübelt statt zu schlafen. Er kann nicht ein- und nicht durchschlafen. Er findet keine Erholung und steht morgens zerschlagen auf.
Beruhigungs- und Schlafmittel helfen eine Zeitlang, aber nicht immer, und schließlich ist der Mensch ver-

Schlafstörungen

zweifelt über seine Medikamenteneinnahme. Er möchte wieder aus eigener Kraft schlafen können.
Mit dem autogenen Training findet er eine gute Hilfe. Allerdings muß er liebevoll an die Hand genommen und geführt werden.
Hier findet die bekannte Transaktion der Kräfte statt, bis der Schlafgestörte wieder schlafen lernt, ein- und durchschlafen kann.
Das autogene Training übt schon durch die Ab- und Umschaltung auf die Ruhe mit der nachfolgenden Erholung seine Wirkung aus.
Die zweite und dritte Übung – die Schwere- und Wärmeeinstellung – unterstreichen die Ruhefindung.
Das Herbeiholen des Schlafes geschieht um so leichter, je mehr der Mensch konzentriert in die Ausatmung, damit in die Tiefe der Entspannung hineinfällt, wo ihm gleichsam auf der „Insel der Besinnung und Sammlung" der Schlaf entgegenkommt.
Der „seelische Rucksack" muß beiseite gestellt werden, Grübeleien hören auf. Der Mensch versinkt tief in der Ruhe und Entspannung und schläft so ein.
Die Schlafübung wird individuell formuliert, so wie sie der Betreffende als gut und richtig empfindet. – „Ich habe großen Abstand zum Tag, zu seinen Schwierigkeiten und Belastungen" –. Man programmiert den Schlaf.

Eine Patientin fand nach dem Tode ihres Mannes kaum noch Schlaf – Trauer, Einsamkeit und die Erinnerungen an gemeinsame Erlebnisse ließen sie keinen Schlaf finden. Deswegen erlernte sie das autogene Training.
Mit dem Vorsatz – „Ich schlafe – Ich schlafe gut die ganze Nacht" – für viele ein bewährtes Rezept, hatte sie jedoch keinen Erfolg. Erst als sie sich eine Phantasiegeschichte ausdachte, die sie jeden Abend fortsetzte, erlebte sie die nötige Ruhe. Nach einiger Zeit schlief sie wieder gut. –

Rudolf litt an chronischer Schlaflosigkeit, bis er eines Tages den Weg in meine Praxis fand. Er war Jurist im Verwaltungsgericht einer Großstadt. Beruflich lebte er im Streß, war von Terminen eingeengt, und seine Akten mit „n. 2 W." und „n. 2 M." häuften sich (Wiedervorlage nach 2 Wochen oder 2 Monaten). Ein Jahr vor seinem Besuch bei mir hatten die Schlafstörungen begonnen. Zunächst konnte er nicht mehr einschlafen. Mit einem, manchmal

7 Autogenes Training und möglicher Einsatz

auch zwei und später sogar drei Gläsern Wein fand er jedoch Ruhe, bis auch dieses Rezept nicht mehr half. Sein Arzt verschrieb ihm Beruhigungsmittel und später auch Schlafmittel. Mit Wein und Schlafmitteln schien alles in Ordnung zu sein, damit schlief er ein. Nur erwachte er jetzt morgens benommen - „mit einem dicken Kopf" -, wie er sagte, dann brauchte er starken Kaffee, um wieder frisch zu sein. Der Zigarettenkonsum stieg, gelegentlich spürte Rudolf sein Herz - „es flatterte", wie er sagte. In diesem Stadium entdeckte Rudolfs Frau ein Buch über das autogene Training. Als sie es gelesen hatte, meinte sie, „das könnte ihm helfen". Rudolf erkannte, daß er das autogene Training nicht aus einem Buch erlernen konnte, erst recht keine Schlafübung. Er packte nun in meiner Praxis alles aus, auch sein Problem, das ein Konflikt war - ein Grund für seine Schlaflosigkeit. Rudolf hatte einen Kollegen im Haus, einen Juristen, der für ein anderes Ressort zuständig war, mit ihm lebte er in tiefstem Unfrieden. Schon wenn er an ihn dachte, war er gereizt und gestand mir, daß er ihn beinahe haßte. Er sprach mit ihm, wenn nötig, nur per Telefon. Es lagen also mehrere Gründe für seine Schlafstörungen vor - der Risikofaktor Streß, der berufliche Konflikt, zuviel Alkohol, vermehrter Zigarettenkonsum und hoher Medikamentenverbrauch; was aber am wichtigsten war, er lebte mit dem unbewältigten Konflikt.
Die erste Aussprache war schon eine Gesprächstherapie für ihn - sie brachte ihm Ruhe und mit der Zeit auch wieder Vertrauen zu sich selbst. Er tat dann das, was lange fällig war, führte ein Gespräch mit seinem „Kompagnon" herbei. Nach dem Motto - „Ich sehe den andern - Ich vertrete mein Recht" - eine Vorsatzhilfe aus dem autogenen Training, kam es zu einer Einigung. Es gelang ihm, eine friedliche Einstellung zu finden, die sich später für die notwendige Arbeit positiv auswirkte.
Rudolf hatte schon eine Neurose, eine Fehleinstellung dem Schlaf gegenüber, verursacht durch die Schwierigkeiten mit dem Kollegen. Er wollte, aber er konnte nicht schlafen, weil er belegt und belastet war und war glücklich, daß er mit dem autogenen Training eine Hilfe fand, mit der er wieder schlafen lernte.
Endlich schlief er wieder und war gesund und froh.

Abstandsgewinnung, konzentrative Vorstellung und konzentrative Einstellung sind die wesentlichen Faktoren für einen gesunden Schlaf.
Der Mensch, programmiert durch die Übungen des autogenen Trainings, gibt sich hin. Er wird erlöst von dem Zwangsgrübeln, von dem Karussell des Lebens und gewinnt Abstand im Tieftauchphänomen.
Welche Formeln er auch für sich in Anspruch nimmt, immer ist es wichtig, daß sie ihm angenehm erscheinen,

daß er sie gern wiederholt, daß sie keine Komplikationen im Denken darstellen.
Die Formel muß aus dem *"Selbst"* herauskommen. Beispiele für solche Formeln sind:
- „Ich schlafe ein, ich schlafe gut" -
- „Ich schlafe ruhig, gelöst, entspannt"
- „Ich schlafe, ich bin gelöst, entspannt"
- „Ich schlafe, ich schlafe gut, ich erhole mich" -.

Diese kann jeder individuell für sich annehmen und umformen.

Streß Viele Menschen leiden unter Streß - nicht nur Manager, auch Hausfrauen, Schüler und Rentner sind häufig „Streßpatienten" und machen einen großen Teil der Patienten aus.
Was versteht man unter Streß?
Das Wort „Streß" leitet sich ab aus dem Englischen und heißt soviel wie „Zerreißen".
Man kennt den Ausdruck: „Ich bin zum Zerreißen gespannt."
Vielleicht lebt Ihr Patient in einer Streßsituation, dem Dis-Streß.
Es gibt nämlich „Dis"- und „Eu"-Streß - den „Dis-Streß", der überfordert, unruhig und nervös macht und den „Eu-Streß" („Eu" heißt griechisch „gut"), der die Aktivität fördert und steuert. Damit ist der Mensch ruhiger, froher und leistungsfähiger.
Beim „Dis-Streß" dagegen ist er dauernd in der Hetze, regt sich über jede Kleinigkeit auf und leidet unter Konzentrationsmangel.
Der Mensch ist dann nicht harmonisch, sondern verstimmt. Und diese Verstimmung wirkt sich überall im Leben aus, im Verhalten anderen Menschen gegenüber sowie im eigenen Leben.
Er möchte aber frei sein und zu sich selbst finden. Das kann er mit dem autogenen Training - der Methode, mit der man jederzeit und überall ab- und umschalten kann auf die Ruhe.
Damit erkennt man besser den Streß, seine Ursachen

und kann ihn bewältigen. In der Ruhe liegt die Erholung.
Streß ist eine Alarmstufe in der Reihe der Risikofaktoren.
Streß kann auf die Dauer einen Herzinfarkt auslösen, steigert den Blutdruck, macht Magenschmerzen - oft gefolgt von einem Magengeschwür.

Eberhard leidet unter Streß und Druck, er ist überreizt, überfordert. Er regt nicht nur sich, sondern auch die anderen auf - im Beruf wie in der Familie. Mit ihm ist nicht gut umzugehen. Er leidet unter dem Druck, den er von oben her, seinen Vorgesetzten - spürt, wie unter dem Streß, mit dem er beruflich von seinen Mitarbeitern gefordert wird.
Er wird laut, schreit die Leute an und vergibt sich immer mehr an Persönlichkeit. Die Mitarbeiter - ein Versicherungsbetrieb - können ihn nicht mehr ernst nehmen.
Er spürt das und ist doch unfähig, seine aufkommende aggressive, depressive Verstimmung in den Griff zu bekommen.
„Was mache ich nur", fragt er und weiß, daß sein Verhalten sich ändern müßte.
Auch bei ihm ist das Vorgespräch und das begleitende Gespräch wichtig. Im Schlußgespräch lassen sich die Schwierigkeiten aufzeigen, denen der Patient mit einer neuen Einstellung - einer positiven Einstellung - begegnen kann, in denen er seine Aggressionen los wird.
Das hat eine Änderung seiner Persönlichkeit zur Folge. Er findet jetzt den Zugang zu den in ihm angelegten Kräften, die er zur Bereinigung seiner Situation braucht, und zwar mit Hilfe des autogenen Trainings.
- „Ich bin und bleibe ruhig" -
- „Ich sehe klar"
- „Ich stehe über der Situation" -
Vorsatzhilfen aus dem Bereich der Kopfübung.
Mit diesen Vorsatzhilfen ist es Eberhard wieder möglich, klare Entscheidungen zu treffen. Er tut etwas für sich selbst, lernt es auch, die geeignete Bewegungsform zu finden, und zwar in der Gruppe im Volleyballspiel.
Alle diejenigen, die unter Komplexen, Übergewicht, depressiven Phasen leiden, sind später gelöst, entspannt - und werden über das autogene Training und die aktive Bewegung beim sportlichen Spiel frei von Hemmungen und Komplexen.

Streß führt zu depressiven Verstimmungen und vermindert die Lebensfreude.

Wie können die Patienten dem Streß begegnen? ist die Frage.
Machen Sie mit ihnen die erste Antistreßübung im autogenen Training.
- „Vollkommen ruhig, gelöst, entspannt" - so tauchen sie zu sich selbst in die Tiefe der Entspannung.
Hier helfen Vorstellungen von Erinnerungsbildern - ein Bild aus den Ferien kann hilfreich sein, eine schöne Landschaft, ein Blick auf das Meer, das Erleben einer Wiese und die Stille des Waldes. Der Patient gewinnt über die Vorstellung von Bildern Abstand zum fordernden Alltag.
Er spürt die Ruhe und empfindet, was sie bedeutet. Die Ruhe „schwingt, klingt, tönt".
Er ist in die Ruhe eingehüllt wie in einen weichen, warmen Mantel.
- Vollkommen ruhig - ruhig, gelöst, entspannt -. Der Streß ist weit weg.
In der Ruhe kommen ihm jene Kräfte entgegen, die ihn mutig, stark und sicher machen.
- Vollkommen ruhig, gelöst, entspannt -.
In der Ruhe empfindet der Übende Schwere und Wärme.
- Vollkommen ruhig, gelöst, entspannt, schwer, warm - sind auch Arme und Beine.
- Sie sind ganz schwer, schwer wie Blei -.
- „Ruhig, gelöst, entspannt, schwer, warm" - so lautet der Vorsatz. Mit der Schwere kommt die Wärme auf - in den Armen, Händen, Beinen, Füßen.
Die Übungen fordern den Übenden auf, zu seinen Gliedern, zu seinem Körper hin zu denken.
Er stellt sich vor, daß er in der Sonne liegt
- vollkommen ruhig, schwer, warm -
- gelöst, entspannt -
- Atmung ganz ruhig -.
In Gedanken liegt er auf einer Wiese, hört die Bäume rauschen, und der Himmel ist weit gespannt.
- Atmung ganz ruhig -.
So empfindet der Übende den Rhythmus der Atmung, das Aus und Ein, das Hin und Her.

Oder das Meer wird erlebt, das An- und Abbrausen der Wellen.
„Man wird geatmet!" und spürt
- „ES" atmet mich! -.
So sucht und findet der Übende sich selbst. Das vermittelt Mut und Selbstvertrauen. Und nun überläßt er sich der fließenden, strömenden Ruhe - der Ruhe, die neue Kräfte schenkt, die sich in die Atmung einfügt. Er spürt, wie sich die Ruhe ausbreitet, es geschieht etwas am Menschen, in ihm und an ihm - ein Werden und Wachsen.
Die Ruhe macht frei im Denken und Handeln, damit steht der Übende über der Situation.
- Ruhig, vollkommen ruhig, gelöst, entspannt -. Die Versenkung in die Ruhe - in sich selbst - führt zur Besinnung und Sammlung.
Hat der Patient die Ursache zu seinem Streß entdeckt? Liegt sie bei ihm selbst oder im zwischenmenschlichen Bereich?

Angst Angst - aus dem Lateinischen „angustus" (= eng) - abgeleitet, hat jeder Mensch. Die Urangst ist dem Menschen angeboren. Es gibt ja die nützliche Angst bei Angriff von übermächtigen Gegnern, die eine rettende Flucht auslöst, sowie Angst, die Unfälle vermeiden hilft.
Die Angst, die heute den Menschen begleitet und bewältigt werden sollte, ist aber oft eine Angst vor allem und jedem.
Es gibt keine Krankheit, die Angst nicht auslösen kann, die meist aus der Situation von außen wirkt, sowohl psychisch wie physisch.
Der Mensch ist nicht er selbst, er hat immer Angst, in jeder Situation.
Hier hat man als Arzt die Aufgabe, dem Patienten zu helfen, seine Angst zu bewältigen.
J. H. Schultz sagte: „Das autogene Training entängstigt."
Und dies kann man immer wieder erfahren, wenn man das autogene Training mit Gesprächsberatung ansetzt und durchführt.

Die Teilnehmer finden eher die Kraft, der Angst Herr zu werden.
„Mutig!" ist ein Begriff, den man der Angst entgegensetzt. Wer mutig ist, ist sicher, wer sicher ist, ist frei, und wer frei ist, ist froh - ein Grund dafür, den Vorsatz
- mutig, sicher, frei und froh -
in das autogene Training einzubauen, der sich positiv auswirkt, besonders dann, wenn die Ursache der Angst erkannt wurde.
- Mutig, sicher, frei und froh.
Und das bezieht sich auf alles, auf die verschiedensten Probleme.

Ulrike, eine 28jährige Studentin, kam in die Praxis wegen Schlafstörungen. Sie hatte so viel Angst vor dem Examen, daß sie nach 10 Semestern Studium aus Angst keine Prüfung wagte.
Sie suchte nach Hilfe und fand sie in der Ruhe des autogenen Trainings.
Ihre Angst war eine Angst vor sich selbst. Sie hatte kein Zutrauen zu ihrer eigenen Arbeit, noch weniger, die geforderte Leistung zu erfüllen.
Mit dem autogenen Training lernte sie ihre Kräfte zu finden und war dann nach einiger Zeit fähig, sich zum Examen zu melden und dies auch zu bestehen.
„Ich bin mutig - ich habe Vertrauen-
mutig, sicher, frei und froh!"

Hat der Patient Angst vor einem Menschen? Gibt es in seinem Leben Situationen, in denen er unsicher und hilflos ist?
Oder gehört er zu den Gejagten, Termingehetzten und wird von den Ereignissen überrollt?
Hat der Patient, wie viele Menschen, zu wenig Zeit? Vielleicht leidet auch er unter der „Angina temporis", der modernen Zeitkrankheit, und spürt gelegentlich eine „Enge" in der Brust, die Angina pectoris, die sich in stenokardischen Beschwerden äußert?
Dann ist es höchste Zeit, daß die Ursachen beseitigt oder zumindest geklärt werden. Das ist möglich mit der Vorsatzhilfe im autogenen Training.
Solche Formeln, individuell entwickelt und in die Übungen eingeflochten, entfalten ihre Wirkung. Sie

werden erlernt, gewissermaßen in die Tiefe versenkt und sind jederzeit abrufbar. Wer sich früher leicht aufregte, bleibt jetzt ruhig! Auch wird die Zeit besser eingeteilt.
- „Eins nach dem andern" - ist der nun wandspruchartige Leitsatz, der immer wieder vor dem inneren Auge erscheint.
Der Patient ist in der Lage, ruhig zu sein und zu bleiben.
- „Ich bin und bleibe ruhig!"
- Ruhig, konzentriert schafft er „ES" -, er steht über der Situation.
- „Ich schaffe ‚ES' - sein „ES" -, denn bei jedem sieht dieses „ES" anders aus.
Ausgehend von der Situation und von den Wünschen formuliert man im autogenen Training den Vorsatz - kurz, knapp, klar, gegenwartsnah, wahrheitsgemäß und positiv.
Das ist besonders wichtig beim psychosozialen Streß, bei Familienproblemen, auch bei Berufskonflikten. Wer diesen Streß und seine Ursachen erkennt, ihn abstellen kann, um ihm positiv zu begegnen, hat gewonnenes Spiel und bleibt von physisch-psychischen Störungen verschont.
- „Ich kläre die Situation ab" -
- „Ich treffe die Entscheidung" -
- „Ich verstehe den andern" -
- „Ich sehe mein Recht" -
sind u. a. geeignete Vorsatzhilfen, mit denen die individuellen Konflikte und Probleme bewältigt werden.
Jeden Tag einen Vorsatz - innerlich angelegt und geübt - bedeutet Erfüllung.
Damit erreicht man sein Ziel, hat den Mut zur Wahrheit, zu sich selbst - entscheidend für ein bewußtes Leben. Solche Gedanken sollte ein Patient nachvollziehen können, um die Krankheitsursachen zu erkennen, sie zu bewältigen und gegebenenfalls neue Konsequenzen im eigenen Verhalten zu entwickeln.

Hautreaktionen Wie eine solche Arbeit mit dem autogenen Training aussehen kann, schildern folgende Fälle:

Angst

Helen kam in die Praxis, um Hilfe zu finden. Sie hatte an beiden Unterarmen ein Ekzem, das schon viele Jahre bestand – Angst war die Ursache.
Die Gesprächspsychotherapie und das autogene Training bewirkten, daß sie den Mut zu sich selbst fand.
Sie hatte keine Beziehung zu ihrer Fachschule, damit zu ihrer von den Eltern vorgeschlagenen Ausbildung – sie fühlte sich nicht für voll genommen und wurde als Persönlichkeit nicht anerkannt.
Das aber erkannte sie in den Übungen des autogenen Trainings – dabei wuchs sie über sich selbst hinaus. Sie zog die Konsequenzen in ihrem Leben, die einen Schulwechsel notwendig machten.
Sieben Jahre bestand das Ekzem an den Armen, eine Dermatitis, die nicht ausheilen wollte.
Mit dem autogenen Training gelang es endlich, sich selbst zu beruhigen, sich zu stabilisieren – sie fand den Mut zu sich selbst.
– „Ich bin vollkommen ruhig, gelöst, entspannt –
– ruhig gelöst, entspannt" –.
Diese Worte, ein sich täglich wiederholender Vorsatz, waren die Wurzeln zu ihrer Heilung.
– „Schwer, warm" –
in dem „warm" wurde die Durchblutung angesprochen und damit die Sauerstoffversorgung erhöht – wichtig für die Heilung.
Die Grundübungen des autogenen Trainings bedeuteten ein Vorwärtskommen und Helen verstand sie.
Das Bewußtwerden der Atmung trug dazu bei, daß die Schlacken besser entfernt und mehr Sauerstoff aufgenommen wurde.
Der Erfolg, die Abheilung der Haut, bedeutete letzten Endes die Vertiefung des Vertrauens zu sich selbst. Damit kam es zum Abklingen der Beschwerden, der Entzündung.
– „Mutig, ruhig lerne ich gern und arbeite gut" –
war ein weiterer Vorsatz, der die Heilung von Helen unterstützte. Sie wuchs über sich selbst hinaus, stand über der Situation und war fähig, das Vertrauen auf den Körper zu übertragen.
Es ist ein Erlebnis, wie das autogene Training mit seinen gezielten Übungen und Vorsätzen einen Menschen beeinflussen und verändern kann. Mit dem autogenen Training wurde innerhalb eines halben Jahres die „Hautkrankheit" (ekzematöse Dermatitis) an beiden Unterarmen beseitigt, die als Ausdruck von Angst und Unsicherheit zum Ausdruck gekommen war.

Hendrik kam mit allergischen Ekzemen am ganzen Körper in meine Praxis.
Ich erkannte an seiner übersteuerten Aggressivität, seiner Verfassung und seiner Ablehnung gegenüber dem Arzt, daß er vor allem, was auf ihn zukam, Angst hatte. Bei den folgenden Gesprächen stellte sich auch seine Angst vor der Schule heraus – die Angst vor den Lehrern, vor den Klassenarbeiten, auch die Angst vor der Klasse selbst, die ihn wegen seines Aussehens, seiner Haut

praktisch nicht für voll nahm. Er wurde ausgelacht und immer wieder geschlagen.
Er kam mir vor wie jemand, der in der Ecke steht - er war einer, der nicht mitspielen durfte. Die Mutlosigkeit und das mangelnde Vertrauen stempelten ihn zum Außenseiter.
Ich arbeitete mit ihm Schritt für Schritt, und langsam fand er über das autogene Training Mut zum Leben, zum Tag und zu seinen Aufgaben.
Als er erkannte, wie wichtig die Vorsatzhilfen waren, lernte er, diese konzentrativ in der Tiefe der Entspannung einzusetzen und spürte, daß diese ihre Wirkung entfalteten.
- „Ich bin gesund und froh" damit fand er sich zurecht. Nach langer Zeit der Erkrankung war er nach knapp einem Jahr gesund.
Heute ist er ein fröhlicher, lebensbejahender Junge, der die Wandlung dankbar angenommen hat.
Hendrik ist für seine Umgebung, auch für seine Schule, ein neuer Mensch geworden, der sich selbst gefunden hat. Seine Ängste hat er vollkommen überwunden, Selbstsicherheit und Selbstvertrauen bestimmen sein Leben.

Angstbewältigung Ganz gleich, um welche Art Angst es sich handelt, die Ursache sollte zumindest erkannt, dann möglichst bewältigt werden - das bedeutet oft eine Änderung des Verhaltens.

Das betraf auch *Rita,* die sich jeden Morgen schon in der Frühe aufregte.
Sie hatte Angst vor dem Tag, Angst vor schlechten Nachrichten. Die Ereignisse in der Welt belasteten sie, machten sie unsicher, unfrei und unfroh.
Sie bekam dadurch Angst vor sich selbst. „Ich habe Angst vor allem und jedem", erklärte sie. Sie hatte schon einige Anläufe gemacht, um die Angst zu besiegen. Sie war aber nie weitergekommen - im Gegenteil, es war eine Lebensangst, eine Angst vor der Angst daraus geworden, damit eine „Angstneurose", die sie nicht losließ, die sie nicht bewältigen konnte, die sich auch körperlich auswirkte. „Ich bin aus Angst zusammengesetzt", sagte sie. Gespräche in der Praxis sowie autogenes Training bewirkten mit der Zeit eine Wandlung ihres Wesens. Sie stellte sich positiv zu allem ein und bekam wieder Mut.

Auch die Angst vor dem Leben schlechthin - schließlich die Angst vor dem Tode - umfängt viele Menschen. Sie können nicht im „hic et nunc" im „Hier und Jetzt" - leben, sie haben Angst vor der Angst.

Dabei spielt die Angst vor Menschen eine große Rolle, die überall vorkommt - in der Ehe, in der Familie, in der zwischenmenschlichen Beziehung, im Beruf. Der Mensch bekommt Gefühle wie Haß, Neid, Mißgunst sowie Intrigen zu spüren, die ihn verunsichern. Er muß sich um das Vertrauen zu sich selbst wie zum andern bemühen.
- „Ich habe Vertrauen"
- „Ich sehe den andern"
- „Ich vertrete mein Recht" -.

Das ist ein eigenes Sicherheitsventil, mit dem man diese Angst angehen kann.

Ich höre in der Erinnerung eine junge Landfrau sagen:

„Das Schlimmste ist die Angst vor den anderen Menschen, besonders vor Menschen, die etwas Böses wollen, die dem andern nichts Gutes gönnen. Hier hat man gar nichts, wo man zupacken kann" - und *Julia,* die Landfrau, hatte damit Recht.
Sie stand nichtfaßbaren Ereignissen und Gedanken hilflos gegenüber. Die Angst, die sich ihrer bemächtigte, war groß, und die Ursache in ihrem Fall nicht zu klären.
Bei der Angst vor anderen Menschen mußte Julia den Mut zu sich selbst entwickeln, um die Wahrheit herauszufinden.
Die Angst vor anderen Menschen lähmte sie und brachte Kontaktschwächen, die sie lernte, mit dem autogenen Training zu überwinden.

Das autogene Training ist keine Religionsform, keine Weltanschauung, kein Sofortwunder, keine Sensation - es ist eine Methode der konzentrativen Selbstentspannung und baut sich aus 7 Übungen des Grundlagentrainings auf, wie es schon weiter oben dargestellt wurde.
- Ruhe-, Schwere-, Wärme-, Atem-, Herz-, Bauch- und Kopfübungen sind die Grundübungen, mit denen sich arbeiten läßt.
Die Erfolge des autogenen Trainings sind es, Ruhe und Erholung zu erreichen, darüber hinaus Organe und Organsysteme zu beeinflussen - nach J. H. Schultz ein „Eingriff bei sich selbst" - und die Praxis der Selbsthypnose - Selbstbeeinflussung - einzusetzen, das bedeutet, bessere Konzentration, bessere Leistung, und zwar für jedes Lebensalter, zu erreichen.

Die Betrachtung der Problematik, das Einprogrammieren in eine gewisse Schicht des autogenen Trainings erfordert völlige Klarheit über Wesen und Wirkungsmöglichkeit der eigenen Person.

Klaus, der in der Schule nicht weiterkommt, Angst hat und nicht aus Mangel an Begabung, sondern aus Nervosität und Unruhe seine schulischen Aufgaben nicht bewältigen kann, wird mit dem autogenen Training genauso selbstverständlich angesprochen wie jeder Erwachsene.

Klaus ist ein guter Schüler, er lernt und versteht gut, erinnert sich, versagt aber trotzdem bei Nachfragen und verheddert sich in seinen Arbeiten. Das Erscheinungsbild präsentiert einen unkonzentrierten, leistungsschwachen Jungen. In Wirklichkeit aber ist Klaus seinen Aufgaben gewachsen, er schafft es jedoch nicht, ohne Angst zu sein.

Die Angst ist riesengroß, steigt bei jeder neuen Arbeit auf. Wir erkennen hier – wie auch schon früher – was psychische Komplexe und Hemmungen bewirken – sie verhindern es, eine gute Leistung zu erbringen.

Mit der Lernformel, die eine psychische Vorsatzhilfe ist:
– „Mutig lerne ich gern",
– „Ich schaffe es", ist Klaus in der Lage, gute Arbeit zu leisten.

Angelika kann aus ähnlichen Gründen ihr Examen nicht schaffen, „die Klausuren gehen immer daneben", klagt sie, und hofft, mit dem autogenen Training Konzentrationsfähigkeit zu erreichen und sich zu stabilisieren.
– „Ich schreibe meine Arbeit ordentlich" –
so ähnlich kann eine einfache Hilfe formuliert, erlernt und umgesetzt werden.

Ebenso geht es dem Juristen *Norbert,* der Schwierigkeiten hat, beim zweiten Versuch das Examen zu bestehen.
Der nun programmierte Vorsatz hilft ihm:
– „Ruhig bestehe ich mein Examen" –.

In allen Fällen handelt es sich um normal intelligente Menschen, die um die Bedeutung des Lernens und seines Erfolges wissen, auch den Anlauf nehmen, aber nicht über die Hürde kommen.

Auch der Erwachsene, nicht mehr in der Ausbildung befindliche, wird täglich zur Konzentration und nachfolgend zur Leistung aufgefordert. Oft aber ist er nervös, unruhig, schläft schlecht und ist infolgedessen in seiner

Leistung geschwächt. Etwa 80% aller Teilnehmer im autogenen Training haben Angst, offenliegende oder versteckte Angst.
Wie wir wissen, macht Angst krank. Es gibt keine Krankheit, die nicht durch Angst entstehen kann (Freud) – Zwanggrübeln, Hemmungen, Komplexe stören die Ruhe und oft den Schlaf. Der Mensch ist bedrückt, depressiv, unglücklich – er muß den Mut zu sich selbst und zum Leben finden, damit Selbstvertrauen entwickeln und in jeder Situation bereit sein. Und man fragt solche Patienten: „Wie ist es bei Ihnen? Haben Sie Angst?"
Sie müssen Entscheidungen treffen, mit Menschen reden, jedoch müssen Sie Ihre Hemmungen überwinden.
Sind Sie aus Angst zusammengesetzt?
Bei versteckter Angst sprechen sie sich mit einem Menschen aus, der Sie versteht, der Sie lieb hat. Ein Aussprechen der Ängste oder Verklemmungen mit einem Freund, einem Arzt, Psychologen bedeutet oft Befreiung, bedeutet, den Weg zur Harmonie zu finden. Die positive Einstellung ist entscheidend.
Packen Sie in einer stillen Stunde alles aus, sortieren Sie die Fakten, und Sie werden feststellen, daß sich vieles von selbst regelt, wenn Sie anstelle von Angst Mut einsetzen.
– „Ich bin mutig" –
lautet der Vorsatz im autogenen Training. Dies ist eine Hilfe – vielleicht Ihre Hilfe.
– „Ich bin mutig" – „mutig, sicher, frei und froh" –.
Wer mutig ist, ist sicher, wer sicher ist, ist frei, und wer frei ist, ist froh.
Damit stellen Sie sich mutig zum Leben ein. Wenn Sie sich auf diesen Satz täglich mehrere Male konzentrieren, positiv ihn immer wieder nachvollziehen, geht alles besser.
Mutig, sicher, frei und froh lebt der Mensch, der diese Einstellung gefunden hat.
Die vom Grundlagentraining ausgehenden Übungen sind so formuliert, daß sie für jeden eine Selbsthilfe bedeuten.

- „Ich erkenne die Ursachen" -
- „Ich sehe die Zusammenhänge" -
- „Ich finde meinen Weg!" - „Mutig! - Positiv, mutig!"
- „Positiv stelle ich mich ein, ruhig, positiv" -
Der Mensch, der so seinen Weg sucht, erkennt oft schlagartig die Zusammenhänge von Schwierigkeiten, Problemen und Konflikten und lernt ihnen zu begegnen.
Er konzentriert sich in die Ruhe der tiefen Entspannung und ist bereit für alles, was auf ihn zukommt.
Gedanken kommen und gehen. Wesentlich ist auf der einen Seite die rationale Erfassung der Störfaktoren, auf der anderen Seite die emotionale Steuerung, die zum Erfolg führt.
Hat der Patient Ruhe und Frieden durch das autogene Training gefunden, geht er voll Vertrauen seinen Weg, mehr noch, positiv im Innern eingestellt, steht einer geistigen Reifung nichts im Wege.
Mit der Angstbewältigung im autogenen Training werden gleichzeitig jene Kräfte frei, die man zur Lösung der Probleme und Konflikte braucht.
- „Positiv, mutig, sicher, frei und froh" -
- „Positiv, mutig, sicher, frei und froh habe ich Vertrauen" -
- „Ich schaffe ES" -
Mit neuen Kräften geht der Übende an seine Aufgaben.
- Vollkommen ruhig, gelöst, entspannt -
- „Ich habe Vertrauen - Ich schaffe ES"! -
das ES, was es auch sei.

Depression Es gibt kaum einen Menschen, der nicht einmal in seinem Leben deprimiert ist, meistens dann, wenn er nicht weiß, wie sein Leben weiter verlaufen soll, wenn sein Ziel verschwommen ist, und er fühlt, daß seine Kräfte nicht ausreichen, um seinen Weg zu finden und zu gehen. Er versucht, aus dem Brunnen, in den er gefallen ist, herauszukommen - das ist nicht einfach. Der Übende setzt sich ruhig hin - wie er es vom autogenen Training her gewohnt ist.

Er erfaßt den Augenblick der Besinnung und Sammlung, taucht tief in sich hinein und hat den Mut, sich selbst zu sehen, dabei die Ursachen seines Gedrücktseins zu erkennen. Er spricht sich selbst an und versucht, Vertrauen zu sich selbst zu gewinnen. - „Ich habe Vertrauen!" -
Dabei geht es aber um mehr. Die Ursachen allein zu sehen, nützt nichts, diese müssen zunehmend erkannt, nach Möglichkeit bewältigt werden, und dies ist eine Aufgabe für sich.
Mit dem Ausdruck: „Ich bin so deprimiert", fehlt die positive Einstellung, das sieht anders aus, wenn man sich sagt:
- „Ich schaffe meine Aufgaben, es wird nichts von mir verlangt, was über meine Kräfte geht" -
- „Positiv, mutig schaffe ich ES" -
Positiv und mutig eingestellt schafft es dann auch der Betroffene, seinem Leben einen neuen Schwung zu geben und den richtigen Weg zu finden und zu gehen.
Er lernt es, wieder „ER selbst" zu sein.
- „Ruhig, gelöst, entspannt - mutig, sicher, frei und froh" - sind Vorsätze aus dem autogenen Training, die Mut, Sicherheit und Selbstvertrauen geben.
Damit sollte jeder versuchen, er selbst zu sein und mutig die Probleme anzugehen.

Depressive Phase *Eberhard*, Beamter einer Stadtverwaltung begegnete mir in einer depressiven Phase. Nie in seinem Leben war er bisher deprimiert, aber diesmal war er hart betroffen. Er hatte vor einem Jahr einen neuen Vorgesetzten in sein Büro bekommen, in dem er 25 Jahre alleine gesessen und selbständig gearbeitet hatte.
Der Vorgesetzte - ein Akademiker - hatte alles das studiert, was der Beamte sich praktisch angeeignet hatte.
Die neue Situation war besonders schwierig, denn der Vorgesetzte mußte lernen, Vorgesetzter zu sein.
Eberhard war deprimiert, er sah keinen Ausweg. Wir sprachen über dieses Ereignis, und dabei kam zum Ausdruck, daß er schon längere Zeit bedrängt und bedrückt war. Er konnte sich in die neue Situation nicht finden. „Ich bin deprimiert", dabei blieb er.
Dieses Gefühl - das Gedrücktsein in seinem Beruf - löste Magenschmerzen bei ihm aus, auf die Dauer kam es zu einem Magengeschwür.

Um weitere Auswirkungen zu verhüten, ruhiger zu werden, erlernte Eberhard das autogene Training. Er bekam Abstand zu der Situation. Und als der Stadtdirektor nach einer Aussprache mit Eberhard den Konflikt erkannte, erhielt dieser seinen Büroraum wieder für sich allein und konnte in Ruhe weiterarbeiten, ein Glücksfall, der selten eintritt.
Die depressive Phase hellte sich auf, und er wurde gesund.
- „Ich schaffe meine Arbeit" -
- „Ich bin mutig" -
- „Mutig, sicher, frei und froh stelle ich mich positv ein!" -
das waren Leitsätze, die ihm halfen.
Es waren jedoch zwei Fakten, die ihm halfen - das autogene Training und die Änderung seiner Situation, den Raum wieder für sich allein zu haben. Er wurde „positiv, ruhig", hatte wieder Vertrauen zum Leben - damit konnte er auch seine Angst bewältigen, die ihn überfallen hatte.
„Ruhig habe ich Vertrauen!" Mit diesem Vorsatz lebte er zufrieden.
Die psychologische Hilfe im Alltag der Lebensführung war hier eine wesentliche Hilfe für die Erhaltung der inneren und äußeren Stabilität, der Gesundheit. Vor allem deswegen, weil der Patient selbst die Ursache seiner Leiden erkannt hatte und „entrümpeln" konnte.

Larvierte Depression Wer hat nicht schon einmal im Leben gesagt: „Ich bin deprimiert." Das Wort leitet sich bekanntlich aus dem Lateinischen von „deprimere" ab und heißt soviel wie niederdrücken. Und niedergedrückt ist der Mensch oft wirklich. Wer niedergedrückt ist, hat Hemmungen, Komplexe. Diese engen ein, machen unfrei.
Sie kennen sicher die Patienten mit einer solchen depressiven Phase. Die Welt sieht für sie grau in grau aus, nichts geht mehr - es läuft alles „schief", und sie können sich zu nichts aufraffen.
Wer deprimiert ist, trägt oft eine Maske. Er ist nicht er selbst, er ist eine „graue Eminenz", die im Verborgenen lebt - nicht faßbar. Aus diesem Schattendasein muß er heraustreten, um wieder er selbst zu sein.
Was sind die Ursachen der depressiven Verstimmung? Vielleicht hat manches in der letzten Zeit nicht geklappt, es ist vieles schief gelaufen, an der Zielvorstellung vorbei.
Deprimiert, also niedergedrückt und traurig, gibt der Betroffene auf.

Vielleicht hat er zuviel Komplexe angesammelt. Unter Komplexen verstehe ich gedankliche Belastungen, die zu einem Komplexberg anwachsen, der bedrückt. Und einen solchen Berg muß man schichtweise abbauen, das heißt aber, den Mut zur Wahrheit und zu sich selbst zu haben, ehrlich mit sich selbst umzugehen. Mit einer positiven Einstellung kann man seine Kräfte wiederfinden und einsetzen. Solche Patienten führe ich gesprächsbegleitend in das autogene Training ein. In der tiefen Ruhe, in der tiefen Entspannung versucht der Übende, Ruhe, Besinnung und Sammlung zu finden. Er möchte seiner depressiven Verstimmung Herr werden. Fröhlich, frei, unbeschwert möchte er seiner Arbeit nachgehen, „JA" zum Leben sagen.

Das positive „JA" zum Leben bringt Lebensfreude, und die braucht der Patient, um die „larvierte Depression" abzubauen, um sich positiv einzustellen und psychosomatische Störungen zu verhüten.

Es gilt, die depressiven Phasen, denen die Menschen unterliegen, zu erkennen, die Ursachen zu sehen und diese zu bewältigen.

Ich habe erlebt, daß der Deprimierte plötzlich aufblühte, ein anderer Mensch wurde. In der Gruppe fühlte er sich geborgen und verstanden. Dadurch gewann er frischen Mut und Kraft zum neuen Leben.

Besonders positiv wirken sich Musik und Bewegung, auch die Wassergymnastik, als Gemeinschaftserlebnis aus.

Ergänzt wird das autogene Training durch die Bewegungsaktivität – durch Sport, Tanz und Spiel –, das ist eine wesentliche Hilfe. Hier löst und entspannt man sich, depressive Phasen werden bewältigt, mehr noch beseitigt.

Am wichtigsten ist wohl das „Sichaussprechen", das Reden mit einem anderen Menschen – mit einem Menschen, dem man alles anvertrauen kann, dem Freund, dem Partner.

Als Arzt muß man sich die Zeit nehmen, dem betroffenen Menschen zuzuhören, und schon dadurch findet dieser leichter seinen richtigen Weg. Positiv denken, positiv handeln liegen auf einer Linie, und der Erfolg bleibt nicht aus.

Sigrid, ein zartes, sensibles Mädchen, lebte auf, als ich sie zum Zuhören von Musik aufforderte.

Das Streichquartett in G-Dur von Wolfgang Amadeus Mozart war der Schlüssel zu ihrem Gemüt. Von da aus konnten wir gemeinsam den Weg gehen, im autogenen Training die Kraft und Stärke finden, die sie zur Bewältigung ihrer Problematik dringend brauchte.

„Ich schaffe es jetzt", meinte sie eines Tages und sprach damit ihr Verhalten gegenüber dem Elternhaus an. Bis dahin unverstanden, beiseite gestellt - so meinte sie - war sie eine Person der Traurigkeit und des stillen Leidens, die ersten nervösen Magenreaktionen hatten sich eingestellt. Der Verdacht auf eine Anorexia nervosa kam auf, der sich leider bestätigte.

Jedoch hatte sie sich nun positiv eingestellt, damit kam die Hoffnung auf ein neues Leben zum Ausdruck. Die Eltern verstanden sie endlich, und es änderte sich einiges in ihrem Leben.

Sigrid konnte die Schule wechseln, auch die Hauterscheinungen im Rahmen allergischer, sensibler Reaktionen gingen zurück.

Als Sigrid im Laufe der Behandlung, in persönlichen Gesprächen - ergänzt durch das autogene Training - alles „ausgepackt" hatte, vollzog sich der Prozeß der Wandlung, und sie wurde frei, was die Umwelt staunend wahrnahm.

Wenn der Prozeß auch mehr als ein halbes Jahr in Anspruch nahm, so war sie nun doch wieder fähig, ihr Leben zu meistern und zielstrebig ihre Aufgaben zu erfüllen.

Im Kreise der Mitbehandelten fand sie eine Beziehung zu einem Menschen, der für ihr weiteres Leben von entscheidender Bedeutung war. Er ging ein Stück des Weges mit ihr zusammen, und dies bedeutete psychologisch gesehen Hilfe und Festigung, brachte neben der Erfüllung eine positive Einstellung zum Leben.

„Larvierte Depression", lautete die Diagnose bei Sigrid, die viele Stufen nehmen mußte, ehe sie diese bewältigen konnte.

Unter larvierter Depression versteht man einen Zustand des Niedergedrücktseins in einer Phase, in der die Ursachen noch nicht erkannt und aufgearbeitet sind.

Wie man als Arzt einen solchen Zustand empfinden, wie man die larvierte Depression sehen und verarbeiten kann, kommt in meiner nachfolgenden Niederschrift zum Ausdruck, in der ich versucht habe, die Gefühle und Ängste eines Betroffenen einzufangen und zu gestalten - nachzuempfinden und mitzuempfinden.

Larvierte Depression

Ich muß heraus aus dem Gefängnis. -
Ich möchte fliegen, fliegen -
weit über die Grenzen.
Wo bin ich selbst?

Oh, wie ich es hasse,
das Dasein im Verborgenen,
und tausend Flammen brennen mich zugleich,
zerfressen meinen Geist,
der einmal leuchtete,
aus dem der Schöpfung schönes Bild herüberschien,
das ich nur ahne, statt es zu erfassen.

Wer gibt die Kraft mir,
aus dem Schatten jetzt herauszutreten,
abzuwerfen jene Bürde,
die den Geist im Keim erstickt?

Hier bin ich!
Dunkle Macht zerstöre mich,
daß ich vergessen kann
des Schicksals Qual,
die Sonne, die mir nicht mehr scheint -
um zu vergehen.

So drückten die Worte die Verzweiflung aus.
Den Glauben hat der Mensch verloren.
Er irrt als Suchender umher,
geht durch dorniges Gestrüpp
und hofft, den Weg zu finden.
In sich zu ruhen, das Licht zu sehen
und positiv das Leben zu erfassen,
ist innerlich sein Wunsch,
der noch verborgen nach Erfüllung drängt -
und ihm muß er sich öffnen.

Und er öffnete sich für ein neues Leben,
das er dankbar annahm.

Jeder Arzt sollte das Wesentliche über die Auswirkungen von Angst wissen, die verschiedenen Formen der depressiven Phase kennen und fähig sein, seine Patienten entsprechend aufzuklären und ihnen Mut machen.
Hier ist das ursächlich aufklärende Gespräch eine Form in der menschlichen Begegnung, in der man anders fragt, als man es als Arzt vielleicht bis jetzt tat. Dabei stellen wir fest, daß der Mensch voller Angst ist, sie aber nicht zugibt.

Daher stelle ich in diesem Buch innere Gedanken über die Angst vor - ein umfangreiches Kapitel, das immer wieder neu in der Praxis aufgearbeitet und bewältigt werden muß.

Neurosen Sie kennen die Neurose, eine Fehlhaltung, die meist mit einer Fehlleistung verbunden ist.
Ich meine nicht die Neurose, die den Menschen von Kindheit an begleitet - nicht die „Kernneurose" -, sondern die „Situationsneurose", die den Menschen jeden Lebensalters jederzeit spontan überfallen, aber genauso spontan wieder verschwinden kann.
Die Art der Neurose wird durch das begleitende *Vor*wort charakterisiert. So kennen wir die „Angstneurose" und andere Neuroseformen, die sich aus der Situation ableiten.
Eine Frau ist in einem Fahrstuhl hängen geblieben. Es ist für sie ein Schockerlebnis, sie kann es nicht verarbeiten und geht in Zukunft an jedem Fahrstuhl vorbei, so lange, bis ihr bewußt wird, daß sie durch das vorangegangene Erlebnis Angst hat. Dies ist eine „Fahrstuhlneurose" - speziell Angstneurose.
Ein Mensch, dessen Gedanken nur um das Geld kreisen, der nur an sein Sparkonto denkt, unter Umständen das Geld im Bett versteckt, ohne Gedanken an Geld nicht mehr leben kann, hat eine „Geldneurose".
Ein Mensch, der bestimmten Zwängen ausgesetzt ist, der sich in Vortragshallen nur am Ende der Reihe an die Tür setzt, weil er Angst vor einem möglichen Brand hat, hat ebenfalls eine Neurose - auch eine Angstneurose.
Im „Tieftauchphänomen" des autogenen Trainings sind die Ursachen für solche Neurosen erkennbar. Es gibt leichte und tiefergreifende Neurosen.
Wer tief in den Brunnen gefallen ist, braucht auch hier eine Hand, die ihm heraushilft, weswegen das autogene Training nicht die alleinige Hilfe sein kann. Hier sind Gespräche nötig. Eine Bezugsperson muß zuhören können und gleichsam mit ihrer hilfreichen Hand dem in den Brunnen Gefallenen heraushelfen.

Neurosen 69

Praxisfall Ralf, 28 Jahre alt, sucht wegen einer Angstneurose meine Praxis auf.
Da er öfter von Angstzuständen überfallen wird, ist er in seiner Entscheidungskraft gehemmt. Er ist dann unfähig zu Überlegungen, inaktiv und zu keiner Handlung fähig.
Gründe für seine Angstzustände kann er nicht angeben – auch ich konnte keine finden.
Er kommt, um das autogene Training zu erlernen, und er hoft, damit seine Angst zu bewältigen. Im Verlauf des dazugehörigen Gesprächs erhellt sich jedoch für uns beide die Ursache schlagartig.
Als Ralf 7 Jahre alt war, haben sich seine Eltern getrennt, und er wurde mit seinen beiden Brüdern bei seinem Vater groß, eine Zeitlang in den ersten Jahren von einer Haushälterin, später auch von seiner Großmutter väterlicherseits betreut. Durch die damaligen Lebensumstände kristalisierte sich nach und nach die Ursache der Angst heraus. Sie entstand aus dem Mangel an Geborgenheit und Nestwärme, aus all dem, was eine Mutter sonst ihren Kindern zukommen läßt.
Ralf waren als Kind, auch später, ebenso auch jetzt nicht die möglichen Gründe zu dieser Angst klar geworden.
Zur Therapie gehörten folgende Faktoren:
1. Das Herausfinden der Ursache zu dieser Angstneurose (s. oben).
2. Die Durchführung des autogenen Trainings als Hypnotraining (individuelle Hypnoseform mit Einprogrammierung von Vorsätzen).
3. Die Teilnahme an einem Gruppenkurs mit anderen jungen Männern, die auch durch Konflikte und Probleme in ihrem alltäglichen Leben behindert waren.
Er lernte das autogene Training in der Gruppe und auch einzeln. Dabei spürte er, daß die innere Verletzung früherer Situationen nachhaltig abgebaut wurde. So begriff er, was es bedeutet, Mut und Vertrauen in das Training einzubeziehen.
– „Mutig habe ich Vertrauen" – ist der Leitsatz für die bei Ralf bestehende Angstneurose,
– „mutig, sicher, frei und froh schaffe ich ES" –
die ergänzende Programmierung.
Diese Angstneurose ließ sich nur finden durch die Aufdeckung seines Lebens in aller Offenheit.
Er wurde mit dem autogenen Training und der konzentrativen Vorsatzhilfe erwachsen. Er bekam Vertrauen zu sich selbst und lernte seine Aufgaben zu erfüllen und bewußt zu leben.

Angst ist die Ursache vieler Krankheiten. Freud betonte: „Es gibt keine Krankheit, die Angst nicht verursachen kann." Wer das weiß, bemüht sich täglich neu, um aus den Fesseln der Angst herauszukommen.

Oft führt die Angst in eine Neurose und in eine Fehlhaltung, die mit einer Fehlleistung verbunden ist. Es sind gewisse Zwangshaltungen, die den Menschen in verschiedene Bahnen drängen, die er gar nicht gehen will. Bei der „Randneurose" handelt es sich um Auswirkungen schwieriger Alltagssituationen auf den Menschen, die ihn jederzeit beherrschen kann. Eine solche Neurose kann jeden Menschen in jedem Lebensalter spontan überfallen, sie kann auch genauso spontan wieder verschwinden, während die „Kernneurose" in der Tiefe angelegt nicht für eine Therapie mit autogenem Training geeignet ist.

Hat z. B. ein Mensch dauernd Angst zu fliegen oder mit einem Fahrstuhl zu fahren - vielleicht im Hinblick auf ein unglückliches Erlebnis - so ist es möglich, mit der formelhaften Vorsatzhilfe im autogenen Training von einem Augenblick zum andern davon freizukommen.

- Gegenwartsnah - positiv - knapp und kurz - lauten auch hier die Formeln, die aus der Praxis der Selbsthypnose gestaltet werden. „Ich fahre mit dem Fahrstuhl!" nicht „Ich werde, hoffentlich, vielleicht", sondern „Ich fahre!", „Ich fliege" bedeutet eine positive Einstellung zum Fliegen, zur Benutzung des Flugzeuges, wovor viele Menschen solche Angst haben, daß sie in eine „Angstneurose" hineinwachsen.

Viele bedeutende Männer haben mich aufgesucht wegen der „Flugangst" - der Phobie -, die sie mit vielen variablen Vorstellungen immer wieder quälte, aus dem Schlaf riß und ein Leben in ihrem Beruf - auch terminlich gesehen - oft unmöglich machte. Sie konnten mit dem autogenen Training - dem Erlernen von bestimmten Vorsatzformeln, auf der Basis der Übungen - meist zurechtkommen. Heute lächeln sie über sich selbst, wenn sie sich an das Gliederzittern, die Schweißausbrüche, ihr Erröten und Erblassen erinnern.

Das autogene Training kann den Menschen zu allem auffordern, zu dem er fähig ist.

Mutig an eine Sache herangehen, mutig über seinen Schatten springen, mutig aus sich selbst herauswachsen - in welcher Form auch immer - ist für die Beseitigung einer „Randneurose" wichtig. Das autogene Training selbst mit seinen Übungen, die Einsicht mit dem Mut zur Wahrheit sowie die individuell erarbeitete Formel zur Lösung der Neurose sind von entscheidender Bedeutung.

8 Autogenes Training

Autogenes Training – eine Hilfe zur Konzentrations- und Leistungssteigerung
„Sie können sich nicht konzentrieren, daher haben Sie es schwer, Ihre Aufgaben zu erfüllen." Dies ist oft die Feststellung am Schluß eines Gespräches mit einem Menschen, der Angst vor der geforderten Leistung, z. B. vor dem Examen hat. „Warum können Sie sich nicht konzentrieren?" „Ich bin nervös, ich schaffe es nicht", sagt der eine. Der andere: „Ich habe einfach keine innere Ruhe"; ihn halten unbewältigte Probleme und Konflikte in Trab, oder er hat Angst. Ungelöste Schwierigkeiten aller Art bedeuten Hemmungen, die Konzentration und Leistung schwächen, und hier gilt es, anzusetzen. In der Stille des autogenen Trainings taucht der Übende gewissermaßen in die Tiefe seines Wesens, wodurch klar wird, was eigentlich hemmt, was das Leben schwer macht.

Gedankliche Konzentration mit positiver Hinwendung ist notwendig, um schwierige Probleme und Konflikte zu bewältigen, eine Voraussetzung für gute Konzentration und Leistung.

In der Ruheübung des autogenen Trainings geht der Übende in sich hinein – er findet sich selbst und wird sich klar über die anstehenden Probleme. Er beginnt, seine Kräfte aufzutanken – eine der ersten Voraussetzungen zur Aufgabenbewältigung. Hat man eine klare Übersicht über sich selbst, über das Leben und seine Fakten gewonnen, steht man gewissermaßen über der Situation. Konzentration und Leistung können mit Hilfe des autogenen Trainings gesteigert werden.

Dies muß dem Patienten in der Praxis – und hier *vor* dem Einsatz des autogenen Trainings – in der Gesprächstherapie klar gemacht werden.

Peter – ein Jurist – braucht Hilfe, um Konzentration und Leistung zu erhalten und zu steigern.

Er steht vor dem letzten Examen, und er muß lernen, sich selbst zu vertrauen. Er hat gearbeitet und ist für das Examen vorbereitet.
Konzentrations- und Leistungssteigerung zu erfahren, ist auch der Wunsch vieler Eltern, die ihre Kinder zum autogenen Training bringen.
Der 15jährige *Klaus* sagte nach dem Erlernen des autogenen Trainings: „Ich habe keine Angst mehr" und stand fröhlich über der Situation und erledigt seine Hausaufgaben gut.
– Mutig, sicher, frei und froh! –
Dieses Ziel bei Kindern in einer Vorsorgepraxis zu erreichen, ist ein befriedigendes Ergebnis – nicht nur für den einzelnen, sondern für die ganze Familie.
Nicht nur, daß die Spannungen in der Familie ausgeglichen werden, Harmonie bestimmt jetzt das Zusammenleben, was sich positiv auf alle Familienmitglieder auswirkt.
Die Konzentrations- und Leistungssteigerung kann also trainiert werden durch Vertrauen zu sich selbst und damit auch die Angstbewältigung. Es wächst der Mut zum Tun, zum Examen, zum Leben, zu allen Aufgaben, die erfüllt werden müssen.
Da das autogene Training die Brücke zur Gesundheitsvorsorge darstellt, ist es verständlich, daß diese Methode der konzentrativen Selbstentspannung sich wie ein roter Faden durch das Buch
– „Gesundheitsvorsorge in der ärztlichen Praxis" –
zieht oder anders ausgedrückt: Das autogene Training ist richtungsweisend für den einzelnen, die Gesundheit zu erhalten oder wieder gesund zu werden.
Der Mensch wird frei von inneren Spannungen und ist bereit für die eigene Aktivität wie nachfolgend aufgeführt.

Positiv Denken – Positiv Handeln – Positiv Leben Haben Sie sich über den Begriff „positiv" einmal Gedanken gemacht? Was heißt das, positiv zu sein? Sie sehen eine Sache gut an, Sie trauen sich eine Aufgabe zu, Sie sehen Ihren Tag, Ihre Arbeit als nützlich an.

Sie leben voll guter Erwartung, und das bedeutet Selbstvertrauen und Vertrauen zu anderen haben.
Was zunächst grau in grau erscheint, ist aufgehellt – Sie können sogar „die Sonne hervorlocken". So denken Sie positiv, und dieses positive Denken ist ein Akzent zur Aktivität – zum positiven Handeln.

Dazu *Ingrid* – sie glaubte nicht daran, ihr Examen zu bestehen. Sie war deprimiert, sie konnte mit sich selbst nicht mehr umgehen, nicht ins Reine kommen.
NICHT und NEGATIV, die beiden Worte spielten in ihrem Begriffsdenken eine wesentliche Rolle – wie auch Angst und Hoffnungslosigkeit.
Und doch schaffte sie es plötzlich – gelb-goldgelb leuchteten die Farben auf ihrem Malblock auf.
NEIN und NEGATIV wurden umgewandelt in JA und POSITIV. Damit wurde Ingrid zum Denken angeregt.
So wurde ihr Denken auf positives Handeln gerichtet und dies auf vielen Gebieten bei vielen Gelegenheiten.

Positiv denken und positiv handeln heißt aber: Positiv leben!
Damit sagt man aus, daß man mutig ist, keine Angst hat und man an das Gelingen der Arbeit glaubt.
Und das ist wichtig!
Das überträgt sich auch auf den anderen Menschen. Sie sehen den anderen positiv, d. h. Sie sehen zunächst einmal seine guten Seiten – Sie empfangen den Menschen gedanklich positiv.
Das aber ist eine glückliche Verbindung, die zu einem glückhaften Handeln und Erleben führt.
Positiv einem anderen Menschen zu begegnen heißt, ich nehme ihn an, ich sehe ihn, ich akzeptiere und verstehe ihn. Und wenn die Situation es zuläßt, gehe ich auf ihn zu. Gutes Denken, den anderen gern haben, darauf aufbauend zeigt sich ein positiver Weg im Leben, der vor Enttäuschungen bewahrt und Freude bringt.
Vom Menschen her gestaltet sich eine positive Lebensführung, aufhellend für eine menschliche Zusammenarbeit, für die Kontaktaufnahme untereinander – d. h. negatives Denken entfällt, das Vertrauen wächst – „Ich habe Vertrauen!" –

Wer positiv denkt, trägt den andern, das entschuldigt von vornherein Fehler, die wir machen. Das führt auf vielen Gebieten zu einem Anwachsen der Leistungen – das positive Denken und Handeln hat positive Folgen. Es läßt z. B. zu, daß Schwierigkeiten aller Art, Probleme und Konflikte besser erkannt und bewältigt werden. Man gibt ihnen Raum, um für das Positive Platz zu haben. Schließlich ist die positive Einstellung bezeichnend für den Menschen selbst, der sie hat. Ständig vollzieht sich bei ihm eine Wandlung, eine charakterliche Reifung – d. h. eine Persönlichkeitsreifung –, die das Leben positiv macht.

Dieser Mensch ist fröhlich, bereit für den andern. Er kennt kaum negative Einstellungen, wohl aber kritische Bereitschaft zur Beurteilung einer Situation. Er lebt in der Phase, in der er positiv „JA" sagt.

Ein positives „JA" ist wichtig für das Leben schlechthin. Wer positives Denken und Handeln erstrebt, wer positiv leben möchte, ist vom autogenen Training her auf dem richtigen Weg, dies bewußt zu erfassen. – Ich denke, ich handle positiv – Ich lebe positiv – das sind Vorsätze, die erfüllt werden.

An welcher Stelle der Mensch im Leben steht, welche Alltagssituation er auch erlebt, er ist fähig, hier und jetzt eine Umstellung, eine Entscheidung zu treffen und eine Wandlung zum Positiven zu erreichen. Anders ausgedrückt bedeutet das, man ärgert sich nicht mehr, man dreht sich schnell um 180° und stellt sich positiv ein. So schafft man es, die positive Linie zu finden. Da, wo Sie es nicht geglaubt haben, können Sie doch Ihre Aufgaben erfüllen. So kommt es zu einem positiv gesteuerten Leben.

Sie sind ruhig, Sie regen sich nicht mehr auf, Sie sind gütig, wo Sie früher ärgerlich waren. Sie sehen den anderen Menschen, den Sie sonst ablehnten – kurz, Sie sehen das Leben positiv an und leben auch positiv. Das wirkt sich positiv für jeden aus, vor allem für die Gesundheit des einzelnen – körperlich und seelisch. Mit dem autogenen Training ist es leichter, positiv den Weg zu finden und diesen Weg auch zu gehen.

Das autogene Training selbst hat eine Fülle von Aufgaben, die verstanden werden müssen, um dann eine positive Hilfe zu geben. Von daher gesehen findet das Kranksein keinen Nährboden – der Mensch ist frei.

Autogenes Training – ein Kommunikationstraining als Weg zum gegenseitigen Verstehen

Wer mit dem autogenen Training vertraut ist und nachdenken kann, ist bereit, den anderen Menschen zu sehen, zu verstehen, ihm gegebenenfalls zu verzeihen und auch sich zu ändern. Er ist nicht an das Ego – an sein eigenes „großes Ich" – gebunden, sondern er kann bescheiden sein, abwarten und dann reagieren. Es ist so, daß die Toleranzgrenze bedeutend erweitert wird und der Weg durchs Leben dadurch einfacher verläuft, weil die Resistenzschwelle höher ist.

Der erste Erfolg im autogenen Training, Ruhe und Erholung zu finden, bedeutet, schon die Kraft zu haben, aufkommende Schwierigkeiten besser zu bewältigen, womit der Abstand zum Alltag und seiner Problematik größer wird.

Darum ist der in das autogene Training eingebaute Vorsatz – „Ich sehe den andern – Ich vertrete mein Recht" – oder der Vorsatz auf der Basis der Toleranz entwickelt – „Ich habe Vertrauen – Ich sehe den andern" – ein wichtiger Meilenstein.

„Es ist so, daß ich mich nicht mehr aufrege", kommentierte *Ingeborg* – „ich bin viel gelassener geworden!"
Sich zu lassen, heißt: Man wird gelassen. Ruhig und gelassen zu sein bedeutet, den Erholeffekt zu unterstreichen.

Der Mensch ruht in sich und behält sein Vertrauen zu sich selbst. Dadurch ist er fähig, seine täglichen Aufgaben und damit seine Anforderungen zu erfüllen. Er ist bescheiden da, wo früher das „ICH" im Vordergrund stand – d. h. anders ausgedrückt, der Mensch findet Vertrauen zum andern und zu sich selbst – und er schafft es, Mensch zu sein.

Die Einführung zum autogenen Training mit den Begriffen – gelöst, entspannt – bewirkt auch ein eben solches Verhalten: „Gelöst, entspannt" – seelisch und körperlich!

Auch ist hier wieder das Atemerlebnis positiv wirksam. „Atme erst einmal ruhig durch und dann sprich!", ist ein geläufiger Satz, der überall verstanden wird und in die Tiefe der Entspannung führt. Er begünstigt die Pause, die notwendig ist, um klar zu denken, auch um einen anderen Menschen aufzunehmen und ihn zu verstehen.
Schon die Fähigkeit, durch das Erlernen des autogenen Trainings für den andern Zeit zu haben, ist ein Geschenk - mehr noch, Glück. Die tiefe Versenkung fördert die ruhige Konzentration, die für das Zuhören notwendig ist, und Zuhören ist eine Fähigkeit, die sich entwickeln läßt.
Was aber wesentlich und daher von Bedeutung ist, ist die Zuwendung. Die damit verbundenen Streicheleinheiten braucht jeder Mensch sehr - für die Entwicklung seines Charakters, mehr noch der Charakterstärke.
In Ruhe miteinander sprechen, Vertrauen zum andern zu haben, ihn zu verstehen, ist ein Ziel, das durch autogenes Training erreicht wird.
Auf diesem Wege entdeckt manch einer sich selbst, aber auch den Wert des andern und sein Herz. Liebhaben ist etwas, über das man nicht spricht - es ist einfach da. Liebhaben kann man nicht befehlen, wohl aber entdecken und verstehen, wenn man sich mit dem andern beschäftigt.
Daher ist im autogenen Training der Ansprechpartner, „der Mensch", von wesentlicher Bedeutung.
- „Ich sehe ihn real, wie auch in der Vorstellung" -
- „Ich erkenne sein eigentliches Wesen und kann ihm entgegenkommen" -
- „Ich sehe ihn plötzlich in einem anderen Licht und entdecke mein Herz für ihn." -
Entwicklungen, die im autogenen Training aus der Sicht des gegenseitigen Verstehens wachsen.
Die grundsätzlichen Überlegungen führen aber noch weiter.
In einer Welt der Kriege kann bei Pflege dieses Gedankengutes die Zuwendung der Völker zueinander gefördert werden.
Die Persönlichkeitsreifung des Menschen wird weitgehend beeinflußt, das Denken im Guten angelegt.

Gute Gedanken helfen böse Gedanken zu schwächen und zu überwinden. Also ist die positive Einstellung maßgebend, die zum gegenseitigen Verstehen führt. Verstehen heißt: Einander vertrauen! Ein Mensch, der Vertrauen hat, scheut keine Mühe, geht an jede Arbeit heran und ist zufrieden – mehr noch, er sagt „JA" zum Leben. Damit kommt die Lebensfreude zum Ausdruck, die für unsere körperliche und seelische Gesundheit wichtig ist.

– „Ich vertraue dem andern" – ein solcher Gedanke ist gut, macht mutig und frei. Dieser Gedanke läßt sich in der Kopfübung fixieren, sich also programmieren, was eine weitere Entwicklung zum guten, positiven Denken und Handeln einleitet. Der Mensch, der aus dieser Sicht das autogene Training erlernt hat und es anwendet, ist fähig, mutig, konzentriert, gesund, frei und froh zu leben.

Und mit diesem Gedankengut haben wir einen weiten Schritt in die Gesundheitsvorsorge gemacht – wir sind tief getaucht und dankbar für den Erfolg, die Zusammenhänge zu sehen, Fehlerquellen zu entdecken und aus ganzheitlicher Sicht den Menschen zu erkennen.

Gedanken zum autogenen Training – Beispiele

– „Ich bin vollkommen ruhig" – lautet die erste Übung im autogenen Training. In der Ruhe, der Entspannung, taucht der Mensch tief in sich hinein. Damit kann er die Energie finden, er selbst zu sein und frei von allen Hemmungen seinen Weg zu gehen.
Seine Alltagsbedrängnisse und damit seine Arbeit kann er bewältigen.
Auch geht die Idee – der schöpferische Gedanke – nicht verloren. Er ist fähig, neue Gedanken zu entwickeln, das bedeutet für seinen Beruf eine Bereicherung und ist außerordentlich wertvoll für sein Fortkommen, alles aber muß Freude machen.
Der begleitende Streß ist nicht der übliche Dis-Streß, der durch Überreizung, Überspannung, Hektik des Tuns zustande kommt, sondern der Eu-Streß – der gute Streß – der Freude macht und zu neuen Taten beflügelt und zu neuen Kommunikationen anregt.

8 Autogenes Training

Karl-Alfred kam in die Praxis und klagte über Druck und Streß, „davon müsse er frei werden, sonst könne er keine Leistung erbringen". Er klagte, daß er von „unten" zuviel gefordert und von „oben" getreten würde - und beides war zuviel. Das bekam seiner Arbeit nicht, und darunter litt er. Er hatte kein Vertrauen mehr zu sich selbst. Karl-Alfred strebte danach, frei zu sein, d. h. die unbestimmte Angst vor anderen Menschen abzuwerfen und gelöst, entspannt seinen Weg zu finden.
- Gelöst, entspannt - wird der Vorsatz zur Ruhe bei der ersten Übung des autogenen Trainings unterstrichen
- vollkommen ruhig, gelöst, entspannt -.

Die nachfolgende Atempause läßt diese Ruhe voll erleben.
Schon die Schwere- und Wärmeübung machen bereit für das Erlebnis der Ruhe. Und in der anschließenden Atem-Entspannungs-Übung nimmt der Mensch Abstand vom hektischen Alltag und den damit aufkommenden überzogenen Forderungen. Er findet seinen natürlichen Rhythmus und fügt leicht den Vorsatz ein: „Eins nach dem anderen", denn „Eins nach dem anderen" in Ruhe zu erledigen, bringt Erfolg; gehetztes Vorgehen dagegen beeinträchtigen Konzentration und Leistung.
Karl-Alfred hat seine Probleme mit Hilfe des autogenen Trainings bewältigt und damit auch bessere Konzentration für seinen Beruf gefunden.

Schwerer hatte es dagegen *Günther,* dem Intrigen im zwischenmenschlichen Verhalten so zusetzten, daß er den Boden unter den Füßen verlor.
Von allen Seiten wurde er bedrängt und zu Handlungen aufgefordert, die seiner Ethik nicht entsprachen.
Sich gegen Spannungen und Intrigen der Mitarbeiter, der Untergebenen zu wehren, heißt oft, seine Individualität zu gefährden.
Günther war nicht mehr in der Lage, sich durchzusetzen, er war ein Spielball der Intrigen geworden. Seine von ihm selbst geforderte Leistung war gefährdet, ja schon beeinträchtigt. Er mußte sich selbst finden, und das schaffte er mit dem autogenen Training.
Schon die Atem-Entspannungs-Übungen, die als „steuerndes Prinzip" den Menschen den Abstand zum Tag, zum Alltag erleben läßt, ihn in die Tiefe der Entspannung führt, bedeuten eine innere Sammlung der Kräfte, eine neue Straffung des Energiefeldes, Konzentration und Leistung werden hier erfüllt und gesteigert.
Natürlich wußte Günther ebenso wie alle, die sich mit diesem Problem auseinandersetzen, daß nichts von selbst kommt. Lernen und arbeiten muß man, um ein Ziel zu erreichen.

- Atmung ganz ruhig - „ES" atmet mich! -
sind Formeln, die den Menschen ansprechen und zu sich selbst führen.

Viele Menschen regen sich bei Bewältigung ihrer Aufgaben und der geforderten Leistungen so sehr auf, daß ihr Herz-Kreislauf-System ungut beeinträchtigt wird
– „es schlägt ihnen sozusagen alles aufs Herz"; das Herz klopft schnell vor Aufregung, hat einen unregelmäßigen Rhythmus, der Mensch wird rot und blaß, bemüht sich aber darum, ruhig zu bleiben, um damit auch konzentriert und leistungsfähig zu sein.

Ist die Herzbeteiligung psychisch bedingt, so ist die Ursache abzuklären; die tiefe Beruhigung im autogenen Training ist hier hilfreich. Liegt der Grund der Herzbeschwerden an der Aufgabenstellung selbst, so hat der Betreffende, den es angeht, meist eine negative Einstellung. Er glaubt nicht an sich, er hat kein Vertrauen zu sich selbst; mangelndes Vertrauen läßt ihn nicht zu sich selbst kommen und damit auch nicht seine Arbeit optimal erfüllen.

– „Ich habe Vertrauen" – ist daher ein Vorsatz, der an sich selbst gerichtet und in das autogene Training eingebaut, von Erfolg begleitet ist, stärkt er doch die Persönlichkeit. Es handelt sich um einen Lernvorgang im psychischen Bereich.

So wie man in der Schule Rechnen, auch Sprachen lernt und durch immer wiederholendes Üben stabilisiert, so wirkt sich jetzt ein Lern- und Konzentrationsvorgang in der Psyche aus, der immer – tiefer geschichtet – auf Dauer zum Erfolg führt.

Aus dieser Sicht ist es verständlich, daß sowohl das Herz als auch andere Organe beeinflußt werden.

Freud war es, der einmal sagte: „Die Angst sitzt im Bauch", und wenn jemand Angst hat vor der geforderten Leistung, so ist sie am Bauch gleichsam wie an einem Barometer ablesbar. Wir kennen alle Schüler, die vor der Schule erbrechen, besonders an Tagen, an denen eine Arbeit anliegt, ein vorübergehendes Stadium der Nabelkoliken – zu den Wachstumskrisen gehörend – geben darüber Auskunft.

„Ich muß meinen Bauch festhalten, damit mir nicht schlecht wird", berichtet *Annemarie,* der alles auf den Bauch schlägt.

Mancher Erwachsene kennt das Unbehagen, das nervöse Bauchschmerzen mit sich bringt. Er strebt danach, die Ruhe im Bauch zu finden, die aber wiederum vom Gelernten sowie von der Einstellung abhängig ist – die positiv und voll Vertrauen sein sollte.

Jeder Mensch sollte wissen: Wenn ich gelernt, gearbeitet habe, bleibt auch der Erfolg nicht aus – eine Voraussetzung für die Berufsausbildung aller Menschen.

Diese Einstellung wird mit dem autogenen Training – hier mit den Organübungen – stabilisiert. Das innerlich wachsende Vertrauen ist das Barometer, das den Erfolg anzeigt. Vertrauen zu sich selbst zu finden ist daher wesentlich.

Bei der Bauchübung – Sonnengeflecht strömend warm – gelingt es, dem Menschen über die Kontaktaufnahme mit dem funktionsgestörten Organ, Ruhe zu geben und zu erleben.

Das gleiche Phänomen wirkt sich auch bei der Kopfübung – „Stirn ein wenig kühl" – aus.

Ist man so weit gekommen, daß man die sechs vorhergehenden Einstellungen beherrscht und erlebt, ist es möglich, mit dem Kopf „über der Situation" zu stehen, kühl und gelassen zu bleiben und die gewünschte Einstellung zu präzisieren. Es bietet sich hier sozusagen die „Praxis der Selbstbeeinflussung auf einer Drehscheibe an", deren Sektor und Richtung individuell gefunden werden.

Das autogene Training aus der Sicht der Konzentration und Leistungssteigerung gesehen, ist die Methode, mit der der Mensch nicht nur oberflächlich arbeitet, sondern auch ein Fundament aufbaut, womit er fähig ist, seine geforderte und gewünschte Leistungsbreite zu finden. Es ist eine Art Steuerungsmechanismus, der psychologisch fundiert, voll zum Tragen kommt. Voraussetzungen sind aber Beseitigung der Störfelder, stoffliches Lernen und Entwicklung einer Vertrauensbasis mit dem Einsatz der individuell erarbeiteten Vorsätze.

Werden diese Voraussetzungen erfüllt, so kann man sicher sein, mit dem autogenen Training die Hilfe zur Konzentration und Leistungssteigerung zu erfahren.

Diese Fälle mögen genügen. Hier kommt die Wirkung des autogenen Trainings auf den Menschen zum Tragen, dessen Inneres und mögliche Wandlung darzustellen. Erst nach einem solchen Reifungsprozeß ist der Mensch er selbst und spürt auch die Verantwortung gegenüber seiner Gesundheit, seiner seelischen Harmonie, die entscheidend die Organe beeinflußt.
Mit dem autogenen Training gelingt es aber nicht nur, die Angst zu bewältigen und Mut zu bekommen, sondern die psychische Labilität bei Antriebsstörungen aufzuheben.
Der Mensch, der gerne arbeitet, hat Freude am Leben.
Der Mensch, der seine Aufgaben erkennt, geht sie positiv an, und positiv denken, positiv handeln ist die Basis für ein gesundes, seelisch-körperliches Gleichgewicht.
Ist die Einstimmung zu einer Sache positiv, denkt der Mensch positiv und handelt auch positiv.
Der Komplexberg, der sich aus vielen aufgeschobenen Lasten zusammensetzt, wird langsam, aber sicher abgebaut – besonders wirksam in der Oberstufe des autogenen Trainings, das als analytisches und in der Folge als „aufdeckendes" Verfahren gesehen werden kann. Hier kommt es besonders bei all den Fällen, die im Dunkelfeld liegen, darauf an, Bereitschaft mitzubringen, warten zu können, bis „ES" sich löst. Das braucht seine Zeit – oft lange Zeit – man muß nur warten können.

Suche nach dem Selbst „Ich komme zum autogenen Training, weil ich mich selbst wiederfinden möchte. Ich weiß gar nicht mehr, wo ich stehe – ich bin nicht mehr ich selbst und habe keine Beziehung zu mir selbst. Ich bin ohne Lust, antriebslos und voller Traurigkeit. Ich weiß nicht mehr, was ich tun soll, und das muß aufhören."
Was ist eigentlich *Selbst*? Wir kennen im Sprachgebrauch den Begriff *Selbst* als Selbstbestätigung, Selbstbewußtsein, Selbstvertrauen. Das Selbst ist ein erweiterter Begriff vom *Ich*.
Viele Menschen kennen nicht einmal ihr Selbst oder haben sich selbst verloren. In diesem Selbst, das man

aus dem autogenen Training kommend mit einer „Insel der Besinnung und Sammlung" vergleichen könnte, liegen die natürlichen Kräfte. Es ist gleichsam ein Kräftefeld, aus dem die dort liegenden geistigen Kräfte gesucht, gefunden, entwickelt und eingesetzt werden und das die Persönlichkeitsreifung unterstreicht.
Wer ist schon er selbst? Bin ich ich selbst? Wo stehe ich? Wo ist man selbst?
Das sind Fragen, die in der Stille der Versenkung – hier in der tiefen Ruhe des autogenen Trainings – beantwortet werden sollten.
Ein Mensch, der niemals erfährt, daß er er selbst ist und in diesem Selbst nicht das Ruhen der Gedanken erkennt, hat es schwer, er selbst zu werden und zu sein. In der ganzen Welt suchen Menschen nach dem Selbst. Weltweit sind die Menschen auf der Suche. „You have to find yourself" – das heißt „Du solltest Dich selbst finden". Der Weg zur Selbstverwirklichung wird überall gesucht – in der Religion, in den Anschauungen östlicher Weisheit, im Buddhismus, im Yoga, in der transzendentalen Meditation und nicht zuletzt im autogenen Training.
Wer den Weg zur Selbstbesinnung, zur Selbstfindung gehen möchte, muß – aus der Sicht des autogenen Trainings – zunächst die Wirkung der tiefgreifenden Ruhe erfahren.
Auf der Insel der Besinnung und Sammlung wird der Mensch nach längerem Üben kontaktlich den Gedanken in die Tiefe finden.
Die dynamische Ruhe erhellt auf den dort schwingenden Stufen der Versenkung das Sein. Diesen Weg kann man nur antreten, wenn man zwischen den beiden Kräftepfeilern – der Liebe und der Wahrheit – hindurchgeht. Das heißt mit anderen Worten, wo man beginnt, sein Selbst zu suchen, muß man den Mut zur Wahrheit zu sich selbst voranstellen, das Selbst offenbaren. Dabei erfährt man eine Erleuchtung. Schon die Suche nach dem Selbst zeigt den Weg zur inneren Ordnung auf. Was nicht zu mir gehört, unwahr und unklar ist, wird durch die Selbstbetrachtung wie durch ein Sieb ausge-

schüttet, und zurück bleibt der Extrakt – die Wahrheit. Erst dann, wenn ich fähig bin, mein Leben in Klarheit und Wahrheit zu sehen, ist der Weg zum Selbst positiv angelegt, mit der Hinwendung zum Ziel. Der Vorsatz oder die formelhafte Vorsatzbildung im autogenen Training heißt: „Ich schaffe es", und dieser Vorsatz steht am Ende eines psychologischen Dreisatzes, der sich aus der Sicht der Praxis der Selbsthypnose durch das ganze autogene Training zieht und der lautet:
„Positiv gehe ich meinen Weg und erreiche mein Ziel"
„Ich stehe über der Situation"
„Ich schaffe es".
Es wäre aber zu einfach, sich nur in solchen formelhaften Vorstellungen zu verlieren. Um diesen angezeigten Weg zu gehen, muß der Weg in die Tiefe vollendet sein. Über die einzelnen Stufen der Selbstverinnerlichung erreiche ich das tiefliegende Ziel, von wo aus ich auf den Weg der Selbstfindung auftauche und mit Bewußtsein mein Ziel im Leben anstrebe. Wer von sich sagen kann „Ich bin ich selbst", der hat seine Maske abgenommen, der ist mit den Situationsschwierigkeiten fertig geworden, der ist frei von Hemmungen und Komplexen, d. h. er bewegt sich auf der Basis einer inneren Ordnung in natürlicher Form – er ist fähig, er selbst zu sein.
Ein solcher Mensch hat die Freiheit des Denkens und des Handelns – damit des Seins – erreicht. Er ist mutig, sicher, frei und froh und damit fähig, auch der Angst zu begegnen.
Der Weg zur Selbstfindung über das autogene Training läßt sich abzeichnen und nachvollziehen:
- In der Ruhetönung des autogenen Trainings, die in die Übungen einführt, tue ich den ersten Schritt auf dem Weg vom Ich zum Selbst.
  Begleitende Bilder, die als Tag-/Traumerlebnis und konzentrative Vorstellungen auf mich zukommen, vertiefen den Abstand zum Alltag, zu Schwierigkeiten, zu Konflikten und Problemen.
- Im Tieftaucherlebnis des autogenen Trainings werde ich mit mir selbst konfrontiert. Das heißt: Aus dem

Mut zur Wahrheit bin ich fähig, mich selbst, meine Einstellung, meine Fehlhaltung und Fehler zu sehen.
- In der autosuggestiven Versenkung gebe ich mir gezielt einen Auftrag, mein Selbst klar zu erkennen, nach seinen Forderungen zu handeln, zu leben. Das heißt: Die Praxis der Selbsthypnose mit dem Einsatz der formelhaften Vorsatzbildung wird wirksam.
- Die vollkommene Ruhe, Abstandsgewinnung in der tiefen Versenkung erlauben mir die Freiheit des Denkens und Handelns. Der Abstand vom Ich zum Selbst wird größer.

9 Autogenes Training und Bewegung

Laufen, Wie wir wissen, ist nicht nur das autogene Training
Radfahren, entscheidend, eine wesentliche Hilfe sind auch Bewe-
Gymnastik gungsformen, wie Laufen, Radfahren, Gymnastik mit
Atem- und Entspannungsübungen. Besonders Wassergymnastik mit Schwimmen sowie gemeinsame Wanderungen mit Sport und Tanz sind entspannend und lösend.
Jede Bewegungsform entlastet, macht frei – dabei findet der Mensch seine Gestaltung, seine Form, besonders im Wasser, wo die Tragfähigkeit von außen schon entlastet.

Wasser- Wenn man als Arzt Gelegenheit hat, in einem
gymnastik Schwimmbad mit einigen Patienten (7-10) eine Wassergymnastik – bei einer Wassertemperatur von 28° und höher – durchzuführen, so ist dies eine beachtliche Aktivität in der Gesundheitsvorsorge.
Die Patienten fühlen sich meist sehr wohl, denn durch die scheinbare Verringerung des Körpergewichtes im Wasser ist jeder in der Lage, alle entspannenden Bewegungen mühelos auszuführen. Wassergymnastik ist deshalb so eindrucksvoll, weil sie von vielen Beschwerden befreit, dazu psychisch ein Selbstwertgefühl erzeugt.
So werden vegetative Störungen beseitigt, die Beweglichkeit der Gelenke, der Wirbelsäule, des ganzen Körpers wird gefördert, und so bringt die Wassergymnastik Entspannung und Lösung, dabei ein neues Lebensgefühl und vor allem Lebensfreude.
Die Wassergymnastik führt man am besten über die Vorstellung – einen Begriff, den wir aus dem autogenen Training kennen – durch, und man kann bei den Teilnehmern durch Zurufen ein neues Lebensgefühl und vor allem Lebensfreude auslösen.

Über die „Vorstellung", d. h. über die Phantasie, lernen die Patienten mit der „Beckenschaukel" ihr Becken, ihre Hüftgelenke zu bewegen. Sie spielen „Fußball" im Wasser, machen „Greifübungen" mit den Händen, schlagen mit den „Flügeln" (Federn der Oberarme), hüpfen wie ein „Frosch". Sie tanzen in einem „Faß", den „Zigeunertanz", den „Wassertwist", schreiten wie ein „Storch". Auch sind sie Ballettänzer, laufen auf den Zehenspitzen. Sie strampeln am Bassinrand, fahren Rad im Wasser – kurz, es werden alle nur möglichen Wasserspiele gemacht.

Aus der Sicht der Gesundheitsvorsorge ist die Wassergymnastik wirksam für die Förderung der Durchblutung – besonders für Herz und Kreislauf. Auch aus orthopädischer Sicht hat die Wassergymnastik eine wohltuende Wirkung. Die Wirbelsäule sowie die großen und kleinen Gelenke werden im Wasser viel leichter und besser bewegt.

Wie auf dem Trockenen, ist auch hier der „Zehengang" angebracht, dieser in Verbindung mit Gleichgewichtsübungen – Spitze – Hacke.

„Man lernt seinen Körper wieder kennen", sagte mir eine ziemlich korpulente Patientin, die durch die Bewegung im Wasser wieder Freude an der Bewegung bekam. Außerdem verbinde ich mit der Wassergymnastik einen „Gesundheitstip", den ich vor Beendigung der Übungen gebe.

Während sich die Teilnehmer ungezwungen noch im Wasser bewegen, erfahren sie etwas über die Wirkung der Wechselduschen, der Bäder – der Ganz- und Teilbäder – sowie über die Anwendung von Wickeln und Kompressen. Auch die Bürstenmassage wird angesprochen.

Diese Informationen werden gern übernommen, da sie eine Selbsthilfe darstellen. Die Patienten bekommen später einen „gedruckten Tip" in die Hand.

Wir schließen mit einem fröhlichen „Quallentanz" – mit Bewegung nach allen Seiten vor- und rückwärts –. Oft singen wir bei den einzelnen Übungen sogar einfache Kinderlieder.

Wassergymnastik

Sieben bis zehn Patienten nehmen meist an der Wassergymnastik teil. Es ist immer eine familiendynamische Gruppe.
Aus all dem ist zu erkennen, daß eine Vorsorgepraxis von einem dynamischen Gruppenerlebnis ausgeht.
Dabei muß der Hausarzt sich besonders um den alten Menschen kümmern. Der ältere Mensch braucht nicht steif und unbeweglich zu sein. Gegen das „Einrosten" kann man einiges tun, im besonderen eine gezielte Gymnastik einsetzen.
Darunter verstehe ich leichte Bewegungsübungen, die Herz und Kreislauf stärken, die Muskulatur kräftigen, die Wirbelsäule entlasten.
Daher sollen nachfolgende Ausführungen mit Fallbeispielen die Möglichkeit einer solchen Praxis darstellen und damit den Erfolg der Vorsorgemaßnahmen beweisen.

Karin war dick, sie hatte 10 kg Übergewicht und wollte abnehmen.
Sie hatte Minderwertigkeitskomplexe, traute sich nicht, in die Öffentlichkeit zu gehen, wagte nicht, mit ihrem Mann ein Tanzfest zu besuchen.
Dabei war sie lebenslustig, lebensfroh. Warum war Karin so dick, war die Frage.
Es stellte sich heraus, daß sie Kummer in der Familie hatte, den sie jahrelang in sich „hineingefressen" hatte. Es war die Angst um ihre Mutter, die an Krebs erkrankt war.
Karin sollte anders leben, anders essen, aber dazu hatte sie nicht die Kraft. Sie schämte sich ihrer Figur wegen und war immer gehemmt. Sie nahm nicht an der Gymnastik teil, weil sie zu dick war, sie ging deswegen nicht mit auf Wanderungen.
Ihr Mann liebte sie sehr. Von seiner Seite hatte sie keine Einschränkungen und keine Vorwürfe zu erwarten.
Da stieß sie auf die Wassergymnastik. Ihr ging es so wie vielen anderen vorher auch, sie war im Wasser leicht beweglich und fröhlich, sie konnte sich gut entspannen. Sie bekam eine positive Einstellung, mit der sie auch lernte, bewußt zu essen, mehr noch, bewußt zu leben. Sie schloß sich einer Gruppe in der Praxis an, und ich konnte erkennen, wie wesentlich hier das gemeinsame Tun, das gemeinsame Erleben war und wie sich dieses auswirkte.
Karin nahm im Verlauf eines halben Jahres viele Pfunde ab - sie formte sich.
Die Wassergymnastik, die sie jede Woche beibehielt, tat das ihrige dazu.

9 Autogenes Training und Bewegung

Sie war – durch das autogene Training bedingt – fähig, die Sorge um ihre Mutter zu tragen, belastbar, um stark zu sein, Mut zu haben. Nach einem Jahr war sie normalgewichtig und wieder froh, denn sie hatte auch gelernt, „bewußt" zu essen – ein wesentlicher Punkt für ihre Gewichtsabnahme.

Bewegungs- Bei der Bewegungsgestaltung, wobei jeder einzelne
gestaltung seine Bewegungsform finden muß, gleich ob es sich um sportliche Aktivität oder um Gymnastik mit Gehen und Laufen, tänzerische Gestaltung sowie um Wassergymnastik handelt, muß man Freude finden.
Die Bewegungsgestaltung wird einzeln oder in einer kleinen Gruppe erarbeitet, getestet und vorgestellt – ob jemand läuft, wie er geht, läuft oder wandert, wann er Atem- und Entspannungsübungen einlegt – es ist die Aufgabe des Arztes, den richtigen Weg für jeden einzelnen aufzuzeigen. Er kann diese Arbeit selber leisten oder aber einen geeigneten Assistenten (Bewegungsreferenten) zur Hilfe einsetzen.
Ich empfehle jedem Arzt, einen Tag mit seinen Patienten, die „eigentlich noch gesund" sind, eine kreislaufkontrollierte Wanderung zu machen – so, wie ich sie selbst seit 1950 im Rahmen meiner Praxis durchgeführt habe, – eine Wanderung mit Lockerungs- und Entspannungsübungen, mit Lauftraining, Atem-, Puls- und Blutdruckkontrolle, die wir zu drei Ärzten durchführen und auswerten konnten – ich als praktischer Arzt, ein Internist und ein Sportarzt.

Terrainkur Samstags oder an einem anderen Wochentag fand sie statt, d. h. es wurde eine getestete Wegstrecke in einem Gelände gegangen – intervallartig durch Laufen unterbrochen. Diese Terrainkur brachte für den einzelnen Teilnehmer auch eine individuelle Beratung im „Gehgespräch" mit sich und war deshalb besonders beliebt. Dadurch konnten wir die Leistungsfähigkeit beurteilen und den Patienten über seine Leistung informieren.
Bei den kreislaufkontrollierten Wanderungen am Wochenende war es z. B. auch möglich, eine *Ernährungsbe-*

ratung bei einem gemeinsamen Mittagessen in einem Gasthaus durchzuführen - vorausgesetzt, ich habe als Arzt einen gewissen Einfluß auf die Speisekarte -, die Gerichte, die das Gasthaus anbietet, werden vorher durchgesprochen.

Eine kleine „Wandergruppe", die sich aus dem Patientenkreis zusammensetzt, kann auch mit individueller Tanzgestaltung vertraut gemacht werden, damit kann man die Entspannung und Lösung verstärken - vor allem im psychologischen Bereich - so wird die Lebensfreude geweckt.

Bei der Terrainkur kann sich der Patient aussprechen - es ist leichter, während des Gehens zuzuhören, auch alles aufzunehmen und beratend tätig zu werden. Auch können die Teilnehmer wechselweise mit dem Arzt sprechen und sich beraten lassen.

Lebt der Patient im Streß? Weiß er, daß Bewegungsmangel krank macht und was tut er? Macht er Gymnastik oder ein Lauftraining? Oder streut er regelmäßig Wanderungen in seinen Alltag ein?

Ist er Raucher? - und möchte sich das Rauchen abgewöhnen?

Ernährt er sich richtig?

10 Ernährungsberatung

Wesentlich im Rahmen einer Praxis ist auch die *Ernährungsberatung* nach dem Motto:
- „Der Mensch ist, was er ißt",
und er sollte möglichst über gesunde Vollwertkost, über Nahrungsstoffe, besser über die Lebensmittel Bescheid wissen – nicht nur über Kohlenhydrate, Fett, Eiweiß, sondern auch über die Vitalstoffe (Mineralstoffe), Ballaststoffe (Faserstoffe) und Vitamine in der Nahrung.
Wie der einzelne mit ernährungsbedingten Stoffwechselstörungen wieder gesund werden kann, sollte er in der Praxis erfahren – das geht am besten durch Hören, Sehen und Schmecken.
In meiner Praxis nehme ich einmal in der Woche zwei Patienten mit an den Mittagstisch, gegebenenfalls auch zum Abendbrot. Ich erkläre ihnen den Wert und Unwert der Nahrung.
Wenn möglich, stelle ich in der Gruppenberatung, die wöchentlich einmal für meine Patienten stattfindet, Gerichte vor, die auch gegessen werden.
Sind die Grundsätze moderner gesunder Ernährung klar geworden, wissen sie, was Frischkost, „lebendige" Kost für die Erhaltung der Gesundheit bedeutet, so ist dies ein positiver Lernprozeß, der sich auswirkt.
Wenn man als Arzt die durch falsche Ernährung aufkommenden Krankheiten kennt, so ist man in einer modernen Vorsorgepraxis bemüht, diese zu verhüten, mehr noch, den Menschen von dieser Seite her gesund zu erhalten.

Vollwertkost Wesentlich ist es, daß die Patienten lernen, richtig zu essen, was mit der Vollwertkost geschieht.
Bei der Vollwerternährung wird Altbewährtes mit Neuem sinnvoll verbunden. Dabei werden überwiegend

Lebensmittel verwendet, die wenig Wirkstoffe durch langen Transport, Lagerung, übertriebene Verfeinerung verloren haben. Die Vollwerternährung verlangt, daß die Nahrung nach Möglichkeit alle lebensnotwendigen Nährstoffe enthält und naturbelassen bleibt. Zu empfehlen sind Lebensmittel, die unverändert – also nur gewaschen, geschält oder entspelzt – verzehrt werden oder aber durch Tiefgefrieren, Fermentieren sowie Trocknen haltbar gemacht wurden.
Bei der Vollwertkost sollte man folgendes beachten:
- Vollkornmehl und Vollkornprodukten den Vorzug vor Auszugsmehl und -produkten geben,
- Vollkornbrot statt Weiß- oder Graubrot essen,
- täglich Frischkornmüsli essen,
- Vollkornkuchen statt herkömmlichen Kuchen essen,
- Naturreis (naturbelassenen Reis) statt poliertem weißen Reis verwenden,
- Haushaltszucker vermeiden, statt dessen mit Naturhonig süßen,
- kaltgepreßte Fette statt extrahierte Fette verwenden,
- vor jeder warmen Mahlzeit Frischkost essen,
- Speisen wertschonend und werterhaltend zubereiten.

Durch eine Umstellung der Ernährung auf die vitalstoffreiche Vollwertkost wird Krankheiten vorgebeugt.
Über Vitalstoffe (Spurenelemente, Vitamine) sollte jeder Patient in groben Zügen Bescheid wissen.
Für die Vollwerternährung wird empfohlen, reichlich Gemüse und Obst zu verzehren, einen großen Teil davon als unerhitzte Frischkost (Abb. 1).

Georg hat Übergewicht – er wiegt 15 kg mehr als sein Normalgewicht sein sollte. Bei 172 cm Körpergröße 87 kg – das ist entschieden zuviel.
Er hat seine ganzen Probleme, seine Konflikte, seine Schwierigkeiten in sich „hineingefressen" – abgesehen davon, daß er auch falsch ißt – u. a. zuviel Fett.
Georg ist herzinfarktgefährdet, denn er bewegt sich so gut wie gar nicht – ein gelegentlicher Spaziergang im Monat soll ausreichen. Dabei sitzt er den ganzen Tag in einem Büro – er lebt im Streß. Es kam wie es kommen mußte – er nimmt immer weiter zu.
Georg kommt unglücklich in die Praxis und wird „liebevoll" aufgenommen.

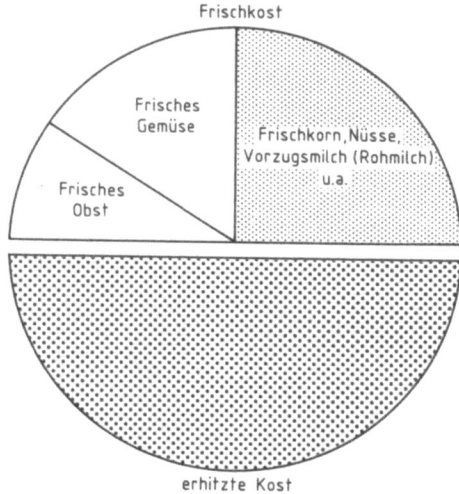

Abb. 1. Anteile von erhitzter und unerhitzter Kost bei der Vollwerternährung. [Aus Koerber et al. (1985) Vollwerternährung. Haug, Heidelberg]

Er wird sportmedizinisch betreut - ein Fahrradergometer hilft dabei. Seine Leistungsgrenze wird festgestellt. Dabei stellt sich heraus, daß er körperlich noch so gesund ist, daß man ihn auf ein Ausdauertraining einstellen kann - er geht, läuft und wandert - eine Aufforderung, die nicht zuletzt vom autogenen Training her positiv gestellt wird.

Er lernt, daß zweimal 5 min laufen täglich besser ist als ein gelegentlicher Spaziergang.

Sein Gewicht geht langsam, aber stetig zurück, er behält sein Training bei - vom Arzt angeordnet, überwacht und ausgewertet - und Georg wird ein glücklicher und zufriedener Mensch.

Nicht nur das Wissen um die Entspannung mit autogenem Training, Bewegungstraining und gesunder Ernährung (Triotraining) ist maßgebend für seine Praxis aus ganzheitlicher Sicht. Die Lebensqualität ist abhängig von der Freude, die wir geben, die sich auf verschiedenen Gebieten auswirkt.

Wer von innen her „ja" zu dem sagt, was er tut, hat gewonnen: Er steht über der Situation und lebt bewußt, froh und harmonisch.

11 Umgang mit Farbe

Ein Gebiet der Randaktivitäten in einer Praxis, in der das autogene Training gelehrt wird, ist der Umgang mit Farbe.
In der Medizin kennt man den Einfluß der Farbe schon seit langem. Hier ist es wichtig, durch den Umgang mit der Farbe, durch das Erleben von Farben, die Freude an der Kreativität zu wecken. Dabei spielt auch in gewisser Weise die Formgebung eine Rolle. Menschen, die sich an Malen und Zeichnen in der Schule erinnern, was ihnen damals keinen Spaß machte, keine Freude bereitete, entdecken sich jetzt selbst und damit ihre Beziehung zu den Kräften der Seele.
Der Hinweis, in den Ferien zu malen, die Farben zu erleben, bringt neue Gesichtspunkte. „Ich wußte gar nicht, daß ich noch malen kann, daß mir die Farben etwas bedeuten", kommentierte eine Patientin und zeigte mir auf ihrem Zeichenblock „ihren Blick auf das Meer", in dem dies lebendig und dynamisch festgehalten war.
In der Farbe pulsieren die inneren Kräfte des Daseins. Es ist so, als ob der Mensch mit dem Farberlebnis auftankt, was sich auch im autogenen Training zeigt. „Ich bin ich!" - negative Einstellungen werden beseitigt, die postive Haltung herausgeholt, und die innere Fröhlichkeit - die Bereitschaft für den Tag - wird wach.
Weit mehr als wir wissen, ist die Farbe von Bedeutung. Nicht ohne Grund bemüht sich eine Stadt um Blumenschmuck, um mit Farben ihre baulichen Schönheiten zu unterstreichen oder in einer Industriegegend eine Auflockerung zu erzielen.
Im Rahmen einer Praxis bietet sich die kleine gruppendynamische Arbeit an, zu der Menschen zusammenkommen, die gern malen und zeichnen, wobei die Farbe

auch in der Vorstellung, in der Phantasie wirkungsvoll ist.
Jede Farbe hat eine Aussage, jede Farbe stellt eine Verbindung mit der Gemütsstimmung des einzelnen Menschen her. Die Farben lassen froh oder traurig werden, stimmen ein und führen zur Harmonie und zu sich selbst.
Jüngere Kinder „fliegen" meist auf rot, ältere Kinder auf blau, gelb, orange. Dies sind Aussagen für eine Aktivität, und alle Farben zusammen stimmen ein.
Vielfach werden Farben in der Musik lebendig – sie kommen auf uns zu und fließen wieder davon.
Diese Fähigkeit, die Farbe zu erleben, ist Aufgabe in einer Vorsorgepraxis, die das Gemüt erhellt und Freude am Leben schenkt.
Als Ergänzung zum autogenen Training ist der Umgang mit Farben wichtig. Farberlebnisse sind als Ausdruck der Gefühlswelt zu werten, die sich je nach dem Temperament des Menschen richten. Farben – Auswirkungen verschiedener Wellenlängen des Lichtes – haben verschiedene Wirkungen auf den Menschen. Aus der Individualpsychologie weiß man, daß Farbe anregende oder auch beruhigende, dämpfende Akzente setzt oder Aggressionen auslöst, die einen Ausweg suchen und als Ventilreaktionen in Erscheinung treten.
Schon Goethe war an dem Phänomen Farbe außerordentlich interessiert, ihrer Herkunft und ihren Wirkungen auf den Menschen. Er erkannte, daß der Mensch damit in seiner Gefühlswelt angesprochen wird und zur Harmonie gelangen kann. Das Erleben der Farbe wird in seiner „Farbenlehre" immer wieder betont.
Die Brücke zum Erleben der Farbe ist das Betrachten der Farbe in der Natur, die von einer geistigen Ordnung, einem ordnenden Prinzip spricht, und wenn man bedenkt, daß die Sonne, das Sonnenlicht, der Urquell der Farben und der Urquell des Lebens überhaupt ist, so kann man sich leicht vorstellen, welche Auswirkungen die Farben auf die Psyche des Menschen haben. Dabei handelt es sich um das Erleben der Farbe. Farben soll man nicht nur einfach sehen, sondern mit dem Gemüt erfassen.

Wer nicht im Stande ist, Farbe zu erleben, der wird auch nie die Bedeutung der „Farbenlehre" Goethes verstehen.
„Ich muß Freude an Farben haben, die ich empfinde." Farben brauchen unsere Augen und unsere Vorstellung, um „lebendig" zu werden, und was wären andererseits unsere Augen, was wären wir ohne Farben!
Farben bringen eine Fülle von Reizen an den Menschen heran. Sie wirken sich verschieden, dämpfend oder anregend aus. Sie erregen ihn, sie beruhigen ihn oder machen ihn auch müde.
In großen Zügen: Rot kann Schrecken und Furcht hervorrufen – aus einer Wunde spritzendes Blut, Feuersbrunst – kann aber auch Freude, Begehren erwecken – rote Lippen, rote Kirschen. Auf jeden Fall wird Rot Aufmerksamkeit erregen. Man denke nur an das Rot der Verkehrsampel, Rot als Signalfarbe der Bahn.
Orange wird im allgemeinen eine frohe, heitere Stimmung auslösen; die aufregende Komponente von Rot tritt zurück.
Noch mehr gilt das für Gelb. Gelb wird als Farbe der Intelligenz bezeichnet. Gelb leitet schon zu den beruhigenden Farben Grün und Blau über.
Es ist verständlich, daß Grün beruhigend wirkt, wenn man an all das viele Grün denkt, das uns in der Natur umgibt. Die Verheißung grüner Wälder, grüner Wiesen, später Felder als „Speisekammern" war unseren Vorfahren mehr bewußt als uns, doch hat sich wohl die Empfindung Grün als Hoffnungsfarbe vererbt.
Strahlend blauer Himmel versprach schon seit Urzeiten freundliche Witterung, etwas Gutes. Die beruhigende Wirkung von Grün und Blau ist vor allem den lichten Tönungen, z. b. Lindgrün zu eigen. Dunkles Grün kann schon wieder bedrücken, dunkles Blau oder Indigo schon wieder erregend wirken. Manche Blautöne, z. B. ein wäßriges Blau, wirkt kühl bis eisig, kann schaudern machen.
Violett schließlich wirkt festlich oder feierlich, erregt Aufmerksamkeit, ist jedoch frei von der aufreizenden Komponente im Rot, das bekanntlich am anderen Ende des sichtbaren Spektrums steht.

Manche Autoren sprechen von Plus- und Minusseiten des Lichtes, wobei sie der Plusseite Rot, Gelb zuordnen, Blau der negativen Seite. Das ist aber nur eine relative Anordnung. Nutzt man beispielsweise ein zartes Lindgrün oder ein gut gewähltes Blau als Wandanstrich, um eine beruhigende oder schlaffördernde Wirkung hervorzurufen, so ist das positiv – Rot im Theatersaal steigert die Vorfreude, Erwartung, wirkt sich also positiv aus. Ein rotes Zimmer kann jedoch bei vitalen Menschen die Aktivität bis zur Aggressivität steigern und so negativ empfunden werden, daß ein Gast ein rotes Hotelzimmer als unerträglich ablehnt und mitten in der Nacht ein blaues oder irgendwie andersfarbiges verlangt – ein Beispiel aus der Praxis, in diesem Fall stand also Rot auf der negativen Seite.

Solche von den Farben ausgelöste Empfindungen sind bei den einzelnen Menschen verschieden, verschieden auch nach dem Volkscharakter, je nachdem, unter welchem Himmel das Volk lebt, unter hellem oder mehr gedämpftem Licht. So erklärt es sich auch, daß die Menschen an manchen Stellen der Erde mehr kräftige, gesättigte Farben für ihre Kleidung, Gebrauchsgegenstände und dergleichen bevorzugen, in anderen Regionen Farbtöne mit mehr oder weniger Weiß, Pastelltöne beliebt sind.

Seit Ende des 19. Jahrhunderts bekam die Farbe eine Bedeutung in der Heilkunde. Schon Erfahrungen bei Tieren zeigten, daß sie eine besondere Vorliebe für gewisse Farben haben und auch ein Farbgedächtnis, wie man es von den Bienen her kennt und vom Maikäfer weiß.

Man weiß in der Medizin, daß rotes Licht entzündungshemmend wirkt. Rot und Gelb steigern die Pulsfrequenz, die Blutzirkulation wird angeregt, Kräfte steigen auf, mit denen das Nervensystem angeregt wird.

Blau wirkt beruhigend, schmerzlindernd und hat wie Grün einen schlaffördernden Einfluß. Blaulichtbestrahlung wurde eine Zeitlang in der Zahnmedizin eingesetzt, bei Neuralgien, auch bei nervösen Herzbeschwerden, Herzklopfen, ebenso bei Hautkrankheiten, bei allen

Zuständen, in denen weniger Durchblutung erwünscht ist. Blau vermindert bei manchen Menschen die Pulsfrequenz, auch die Durchblutung.
Ein „Farbenarzt" hat auf diesem Gebiet viele Beobachtungen zusammengetragen, insbesondere festgestellt, daß im Farblicht manche Schmerzen gedämpft und beseitigt werden können und Organe ihre natürlichen Funktionen entfalten, wenn sie entsprechend angesprochen werden und wenn der Mensch entsprechende Farbbestrahlungen erlebte.
Von Heilwirkungen auf den Bewegungsapparat, bei Stockungen und Altersverschleiß wird berichtet.
Nervöse Störungen, die den Einsatz von Beruhigungsmitteln bedingen, werden unter dem Einfluß von Bestrahlungen gebessert.
Der Patient kommt besser und schneller in Ordnung und fühlt sich wohler, sozusagen „freischwebend" wohler. Ernährungsorgane, wie Magen, Darm, Leber, Nieren werden günstig beeinflußt. So die Feststellungen von „Farbenärzten".
Die Farbenlehre unterscheidet seit altersher „warme" und „kalte" Farben, die in der ärztlichen Therapie eingesetzt werden. Man sollte immer darauf aus sein, Harmonie anzustreben.
Von ganz besonderer Wichtigkeit sind Farben außerdem bei der Bereitstellung unserer Nahrung. Auch beim Essen kommen Farben zum Ausdruck, wirken sich aus, so „Farbkräfte" wie in Kirschen, Johannisbeeren, Himbeeren und Tomaten. Die Farbe Orange erleben wir in Apfelsinen, Gelb an Zitronen, Trauben, Birnen und Blau bei Blaubeeren, Blaukraut, Zwetschgen und blauen Trauben.
Ein liebevoll zusammengestellter Obstkorb ist ein Akzent zum „Farbenessen", löst Freude aus.
Im Rahmen des autogenen Trainings werden Einzelfarben wie auch Farbkompositionen einbezogen. Sie geben uns Auskunft über die Sensibilität des betreffenden Menschen, den ich vorsichtig an die Farbe heranführe. Dazu einige Beispiele:

11 Umgang mit Farbe

Annerose sollte sich für eine Farbe entscheiden – es klappt zunächst nicht.

„Wozu soll ich Farben aufmalen", sagte sie – „ich habe ja gar keine Beziehung zur Farbe und malen konnte ich nie."

Annerose sieht auf die Skala der Farben in ihrem Malkasten und nimmt ganz vorsichtig mit dem Finger etwas rote Farbe heraus. Diese verstreicht sie einfach, ohne nach einem Ausdruck zu suchen, und sie nimmt eine nächste Farbe – Gelb – schließlich am anderen Finger noch Grün dazu, und es kommt ganz von selbst so, daß die Farben sich miteinander verbinden, und das entstehende Bild eine Sensibilität aufweist, die aus ihrem Innern kommt.

Es gelingt Annerose, zur Farbe vorzudringen, eine Empfindung, die einem spontanen Erleben gleichkommt. Annerose entwickelt eine Farbkombination, die sie als Farbe aus der Tiefe des Meeres darstellt, die sie in sich wirken läßt.

Sie ist ganz erstaunt, als sie feststellt, was in ihr vorgeht – sie malt sich frei!

Annerose war bisher noch nicht zu ihren Problemen und damit nicht zur Ursache ihrer Hemmungen und Verklemmungen vorgedrungen. Sie befand sich in einem Zustand einer „larvierten Depression". Sie hatte kein Vertrauen zu anderen. Sie war auf der Suche nach dem „Selbst".

Es hatte den Anschein, daß Annerose phlegmatisch war, dadurch gleichgültig wirkte, wenig erregbar war. Sie befaßte sich nicht gern mit geistigen Problemen und jetzt dazu aufgefordert, streikte sie zunächst.

In irgendeiner Art war sie auch lernfaul, bequem. Sie hatte kein Verlangen danach, die Ursachen dieser Trägheit zu erkennen und zu beseitigen. Aber durch den Umgang mit Farben, im besonderen mit einem lichten Blau-rot-grün, konnte sie doch die Wärme des Lebens spüren. Sie konnte die Heilkräfte der Farben empfangen – in diesem Fall vorherrschend das Gelb und Grün –, Farben, die ihr Einsicht und Schwung vermittelten, Farben, die Energien spendeten und so bei Ermüdung gegen Arbeitsunlust wirkten.

In der tiefen Entspannung der Farbe wurde sie wie im autogenen Training zur Ruhe, Entspannung und Erholung geführt.

Annerose entdeckte plötzlich ihre Lust, mit Farben umzugehen, was ihr Energie vermittelte. Und im abklingenden Violett, das weder kalt, noch warm war, konnte sie die Schwierigkeiten ihres Lebens, die Nervosität, die Unruhe bewältigen. Sie konnte sich positiv einstellen, was besonders wichtig war.

Annerose malte vor dem autogenen Training und nach dem autogenen Training. Man konnte sehen, wie sich der Mensch findet und verändert – dies ist aus den Studien deutlich zu erkennen. Was unruhig, eckig und stachelig war, wurde im Bild „danach" zu einer Ruhefindung zusammengeführt mit melodischem Unterton, was Harmonie brachte.

Und die Harmonie zu erleben, sie zu gestalten, ist eine Aufgabe der Randaktivitäten im autogenen Training, wie sie auch Malen und Zeichnen darstellen.

„Ich muß nicht malen, ich muß nicht zeichnen, und gerade, weil es mir freigestellt wird, erlebe ich die Farben intensiv und male von mir aus - aus meinem Innern."

Monika, unruhig, nervös, ist schlafgestört. Sie schafft es nicht, ihren Konflikt im Elternhaus zu beseitigen und ist von vornherein gegen alle, die ihr dort begegnen, negativ eingestellt.
Das ändert sich, als Monika ergänzend zum autogenen Training malt und zeichnet. Sie drückt ihre seelische Not, die Begegnung mit nicht gewünschten Menschen zunächst negativ aus.
Diese Einstellung wandelt sich später in positive Gedanken um - „Was nützt es, wenn ich mit den Menschen nicht gut lebe, wenn ich ärgerlich und aufgeregt bin, ich schade doch nur mir selbst."
Und die in ihr vorhandene aggressive Phase wird durch die Führung der Farbe, die aus ihr fast von selbst herauskommt, abgebaut.
Sie läßt „ES" wirken und erreicht damit eine Änderung ihres Verhaltens.
Autogenes Training und Farberleben zeigen mögliche Formen der Hilfestellung bei der Konflikt- und Problemlösung.

Christel ist fassungslos, als ich ihr nach dem autogenen Training rate, mit Farben umzugehen und zu zeichnen, zu malen - damit sollte sie den Weg zur Selbstfindung beschreiten.
Christel hat ihre innere Ordnung verloren. Sie ist eingepackt in die Gefühlswelt der Angst und des Versagens, erkennt nicht ohne weiteres die mögliche Lösung, d. h. auch nicht die mögliche Bewältigung ihrer Schwierigkeiten, Probleme und Konflikte.
Christel fängt an zu malen, mit der Farbe umzugehen und erkennt staunend, daß sie frei wird. Sie malt „ES" aus sich heraus, findet den „Durchbruch" und hat dabei Erlebnisse, die ihr Leben gestalten, auch verändern.
Sie dringt damit zur Wurzel des ICHS vor, um damit einige Zusammenhänge zu erfahren. Damit ist es ihr besser möglich als bisher, Abstand zu ihren Schwierigkeiten zu gewinnen. Es ist so, daß die Farben wie ein innerer Schlüssel wirken, sie aufschließen und den Menschen frei machen.
Und Christel kommentiert: „Wenn ich gemalt habe, fühle ich mich freier und bin froh - ich habe auch wieder Ideen."
Sie nimmt den Auftrag zu malen ernst, sie spürt die Heilkraft der Farben. Es ist eine Aufgabe, die aus ihrem Innern erfüllt wird.
Somit kann man zusammenhängend sagen, daß Farben erleben und Umgang mit Farben Ventilreaktionen sein können und damit oft ein Schlüsselerlebnis sind.

12 Musik

Wie man Heilkräfte der Farben nutzen kann, so kann man auch die Welt der Töne, also die Heilkräfte der Musik ansprechen, die sowohl beim Hören von Musik wie im Umgang mit Instrumenten zum Tragen kommen, mit denen man sich musikalisch individuell verständigen kann.

Das Hineinhorchen in die Musik führt bei einzelnen Menschen zur Harmonie.

Fragen aus dem Unbewußten werden gestellt und beantwortet, damit mögliche Ursachen der Schwierigkeiten aufgedeckt, die den betreffenden Menschen erstaunliche Konsequenzen entwickeln lassen.

– „Ich bin froh" – „Ich lebe bewußt" – „Ich bin ICH" –, diese Vorsatzhilfen sind oft das Ergebnis einer musikalischen Betrachtung, die das Innere des Menschen anspricht und ursächlich zur Klärung anliegender Fragen beiträgt.

Durch Aufnahme musikalischer Schwingungen werden die im Innern des Menschen angelegten Heilkräfte angesprochen. Sie finden wie in den Farben ihre Erfüllung.

Hören, horchen, lauschen, verstehen und erleben

Musik hören – Musik erleben – selbst Musik machen – mit Musik malen – Bewegung nach Musik zu gestalten, sind Fähigkeiten, die geweckt werden können.

Frage- und Antwortspiele entstehen, Begegnungen im Schwingen der Töne, im Umgang mit Orffschen Instrumenten z. B., stimmen ein zum anderen Menschen und führen zu innerem Frieden, zur Harmonie. Es kommt musikalisch zur Ansprache.

Daher bereitet die basale Musikerziehung bei Kindern die Sprache der Musik vor, der Ton „klingt", „schwingt"

in die Weite; in der Form eines Bogens übernimmt er die Führung.
Der Erwachsene weiß schon zu differenzieren – er kennt die Wirkung klassischer Musik, weiß um das Entzücken, das Musik von Mozart auslöst – z. B. ein Quartett, das sich sogar in der Bewegung übernehmen und gestalten läßt.
Musik führt weg vom Alltagsgeschehen, in eine Sphäre, die überirdisch ist und den Menschen im tiefsten Innern anspricht.
Ergänzend zur Praxisgestaltung ist es schön, ein Konzert zu hören – auch darüber zu sprechen ist wesentlich.
Wie der einzelne die Musik empfängt, sie erlebt, in ihm Bilder aufkommen läßt, die sich in Farben äußern können, ist bei jedem verschieden. Man empfindet den Wasserfall, dabei den goldenen Sonnenstrahl der Morgensonne, man erlebt die Schwingungen in der Entspannung.
Für den Arzt eröffnen sich hier weittragende Aufgaben, die für ihn selbst wichtig sind, seine Kreativität unterstreichen, seine Liebe zum Beruf festigen.
Wie Musik wirken kann, erfahren wir durch Zuhören (Aufnahme im Kreis gleichgesinnter Menschen (Brandenburgisches Konzert/Bach – Forellen-Quintett/Schubert – Salzburger Quartett/Mozart, Haydn, Beethoven etc.).
Ich habe die Möglichkeit, seit einigen Jahren die Patienten einmal sonntags zu einer Matinee zu einem Konzert einzuladen (s. beigefügtes Programm), das von Schülern der Musikhochschulen Düsseldorf und Köln gestaltet wird. Es sind vielfach Schüler, die kurz vor ihrem Examensabschluß stehen. Sie spielen, weil es ihnen Freude macht.
Alle Randgebiete des Lebens werden in einer Vorsorgepraxis angesprochen – das Leben schlechthin.
Dem Patienten wie dem Arzt machen das Erleben von Farbe und Musik Freude.
– „Ich lebe bewußt" – „Ich nehme das Leben an" –
– „Ich bin dankbar für die Lebensfreude" –
sind Vorsätze, die sich hier auswirken.

Ruth z. B. war deprimiert. Sie hatte eine depressive Phase, zu nichts Lust, nahm das Leben nicht mehr an, und weder mit Gesprächen noch mit autogenem Training konnte ich das Tor zu ihrem Innern öffnen, das fest verschlossen schien. Sie hatte ein Kind durch einen Verkehrsunfall verloren, und seit dieser Zeit litt sie unter Herzbeschwerden, die mit unregelmäßigem Puls mit „Herzflattern" einhergingen.

Erst als sie in der Gruppe sich der Musik zuwandte, wurde sie ruhiger, da kam ihr Inneres zum Vorschein, damit aber auch ihre Sorge, ihre Not, ihre Angst, die durch eine negative Einstellung erschwert war.

Ruth mußte zum Leben zurückgeführt werden. Das geschah in der Aktivität einer vorsorgenden Gesundheitspraxis. Es war so, als ob ihre Kräfte wachgerufen wurden zu neuem Einsatz, zu neuen Taten, zu neuem Leben.

Mit dem autogenen Training lernte sie es, ihr nervöses Herz zu beeinflussen, die Beschwerden wurden beseitigt.

Durch die Übungen, Gespräche in der Gruppe und durch das gemeinsame Erleben bei Wanderungen, öffnete sie sich immer mehr, und zum Schluß – nach einem Jahr der Behandlung – war sie wieder sie selbst geworden.

Musik, Kulturgut aller Völker, eröffnet den Menschen den Weg zu ihrem ICH. Die Musiktherapie als Umgang mit Instrumenten bringt ihnen eine Eigenerfahrung.

Aus den Spannungsbögen der Klangfülle und der Basistöne baut sich das akustische Erleben auf. Wahrnehmung, Wahrnehmungsänderung und somit neue Erlebnisformen prägen den musiktherapeutischen Beitrag, der als Ergänzung zum autogenen Training seine Wirkung entfaltet. Musik macht froh. Die Klangfarbe schwingt, das zieht eine positive Einstellung zum Leben nach sich, zumal dann, wenn Vorstellung und Bilder hinzukommen, die kreativ von selbst aufkommen – z. B. Chopin – Abendlandschaft.

Ich bin fähig, mit Musikinstrumenten, wie sie „Orff" überliefert hat, umzugehen. So kann ich ein Frage- und Antwortspiel gestalten. Schwingend sind die tiefen Töne, der Baß klingt an, und darauf aufbauend kommt eine helle Klangfülle auf uns zu – das Xylophon, das Glockenspiel, die Triangel –, alle jene Instrumente, die auf den Klang der dumpfen Trommel reagieren. Die Töne stellen die Verbindung untereinander her, zum

anderen Menschen, zu dessen Wesen - d. h. ich bekomme eine Antwort.
Ich höre, ich fühle die Konzentration - ich höre, lausche, fühle und verstehe. Der Übende ist fähig, ganze Geschichten zu erfinden und zu erzählen. Instrumente begegnen sich, und ich warte ab, was das eine dem andern sagen will. Die Konzentration auf die Farbklänge fördert die Konzentration für die Aufgaben des Lebens.
Nichts anderes geschieht mehr, als daß ich höre, lausche und verstehe. Der Mensch denkt in diesem Spiel nichts anderes, die Verständigung wird gewünscht.
Komplexe, Konflikte lösen sich, sie werden bewältigt, und der Mensch wird froh eingestimmt - mit neuem Mut geht der Übende aus der Musiktherapie neuen Klangassoziationen nach. Das Prinzip des Geschehenlassens herrscht auch hier. Wer sollte schon ungeduldig sein, wenn harmonisch eine Klangfarbe entsteht, erst zaghaft anklopfend, dann real. Man wartet und ist bereit, diese Klangfülle zu empfangen, zu genießen. Auf diese Weise ist die Musiktherapie eine Brücke zum autogenen Training, somit eine Hinführung, die gleichzeitig die Erlebnisfähigkeit fördert und die Verarbeitungsmöglichkeit anbietet.
„Was ist das?", fragen sich die Teilnehmer im autogenen Training, denen Musikinstrumente vorgestellt und zum Ausprobieren angeboten werden.
Die Fragen: Wie klingt Holz? Metall? Glas? werden beantwortet. Das Erwecken der einzelnen Instrumente führt meist zu einem Zusammenspiel. Zuerst zaghaft, vorsichtig erfaßt der Übende die Möglichkeit des musikalischen Ausdrucks, und auf seine Frage erhält er irgendwo eine Antwort. Oft finden sich in der Musiktherapie Menschen zusammen, die von der musikalischen Begegnung fasziniert sind und zu einer Aussage kommen.
Die Musiktherapie fordert auf, in sich zu gehen. Der Alltag wird zugunsten der tiefschwingenden Ruhe abgeschaltet, gefolgt von einer positiven Einstellung.

13 Spiele – Rollenspiel, Pantomime

In meiner Vorsorgepraxis haben sich auch Rollenspiele, dabei besonders Pantomime nach Musik, bewährt. Seit 20 Jahren fordere ich den Menschen auf, sich möglichst nach Musik kreativ zu bewegen, also die Bewegung zu gestalten. Das geschieht über die Vorstellung von Bildern, wie sie im autogenen Training angesprochen wird. Ganz ohne Requisiten – gegebenenfalls aber auch mit bunten Tüchern – werden Bilder dargestellt: Eine Gruppe stellt das Erwachen der Erde im Frühling vor mit Erwachen der neuen Kräfte, die eine dynamische Gestaltung des Seins bringen.
Langsam tauchen sie auf, die Personen aus der Enge der Nacht und drängen zum Licht, um frei das Leben psychisch und physisch frei zu empfinden.
Für viele ist ein solches Bild zu kompliziert. Andererseits muß zwischen einer innerlichen, seelischen Gestaltung und einer äußeren Form des Bewegungserlebnisses unterschieden werden.
„Ich bin Ich", ist die Devise eines Gestaltungstrainings, eines Spiels, in dem das Ich dann zurücktritt, um im Erlebnis des „ES" zu gipfeln.
Dies ist nicht einfach durchzuführen, aber wenn die Aufgabe verstanden ist, wirkt sie lösend, befreiend.
In diesem Zusammenhang gelingt es auch, Phantasiegeschichten zu spielen, Märchen nachzuempfinden – mit und ohne Sprache.
Die Pantomime drückt in der Körpersprache aus, was der Mensch empfindet.
Das schlichte Rollenspiel benutzt die Sprache als Ventilreaktion. Es wird alles ausgesprochen, was seelisch bedrückt, was hemmt. In welcher Form auch immer das Rollenspiel, das Spiegelspiel, die Pantomime durchgeführt werden, alle dienen der Befreiung des Ichs und

damit der Erreichung einer selbstverständlichen Freiheit des Seins, die sich im Tun und Denken äußert, was auch in der allgemeinen Information zum Ausdruck kommt, die zu einer Vorsorgepraxis gehört. Ein Beispiel: Schwierigkeiten und Konflikte in ihrem Leben begegneten sich - sie schrie alles heraus und vor lauter Angst weinte sie. Sie kam an eine Grenze - bis dahin, wo der Mensch still wird und schweigt. Noch viele Rollenspiele waren nötig, um den Block zu sprengen, und allmählich kam sie zur Ruhe.

14 Schlußwort

Ich habe versucht, in diesem Buch die mögliche Behandlung gesundheitlich gestörter Personen wie auch Kranker aus ganzheitlicher Sicht aufzuzeigen, wobei das autogene Training und seine Übungen eine Schlüsselposition einnehmen, da von dort aus leichter die Wege gefunden und konseqenter gegangen werden. Im Mittelpunkt des Geschehens steht die menschliche Begegnung mit dem sich abzeichnenden und dargestellten Vertrauen, das Arzt und Patient zueinander haben – dies ist wegweisend. Wir brauchen ein paar ruhige Atemzüge – den Atem, der Leben ist. Wir horchen hinein in das Leben und freuen uns darüber. Wir sehen freudvolle Gesichter und begegnen Augen, die noch lachen können und die noch Brücken untereinander bauen.

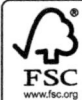

MIX
Papier aus verantwortungsvollen Quellen
Paper from responsible sources
FSC® C105338

If you have any concerns about our products,
you can contact us on
ProductSafety@springernature.com

In case Publisher is established outside the EU,
the EU authorized representative is:
**Springer Nature Customer Service Center GmbH
Europaplatz 3, 69115 Heidelberg, Germany**

Printed by Libri Plureos GmbH
in Hamburg, Germany